Claudia Peters

Mein Yoga-Jahr

365 Inspirationen
und Übungen

INHALT

EINLADUNG

Liebe Yoga-Begeisterte und Yoga-Interessierte,

Wir nutzen den Körper nicht, um in eine Haltung zu kommen.
Wir nutzen die Haltung, um in den Körper zu kommen.

Mit diesem Motto lade ich Sie ein, sich 365 x, also jeden Tag des Jahres, ein paar Minuten Zeit zu nehmen für sich selbst, um in den Körper zu kommen.
Dabei geht es nicht um die perfekte Haltung, nicht das Work-out, das Präsentieren oder die (Selbst-)Darstellung, nicht darum, was man kann oder wie gut man ist usw.
Die Yogahaltungen sowie die Atemübungen sind vielmehr eine Brücke, eine Verbindung zum eigenen Selbst. Sie helfen, sich selbst zu spüren, bei sich selbst anzukommen, im eigenen Leben, im Hier und Jetzt.
Sie sind also kein work-out, sondern ein work-in.
Yoga bietet die Chance, aus dem Autopilot-Modus auszusteigen, in dem wir im Alltag funktionieren, in dem aber kaum Aufmerksamkeit für unser Befinden, unsere Bedürfnisse und auch unsere schwindende Lebenszeit aufbringen. Es ist eine Zeit des kurzen Innehaltens, Durchatmens, Spürens und dankbar Werdens, auch des Loslassens und Entspannens. Kurz: des wieder eins Werdens, was das Wort „Yoga" übersetzt auch eigentlich bedeutet.
Dankbar werden für das Geschenk des eigenen Lebens, dankbar werden für alles, was der eigene Körper einem (trotz eventueller Einschränkungen – oder gerade deshalb) ermöglicht: Das ist es, was Yoga will: durch die Haltungen in den eigenen Körper kommen, ein Nach-Hause-Kommen und in Verbindung kommen mit seinem göttlichen Anteil, seinem tiefsten Selbst, seinem göttlichen Wesenskern

oder Seelenfünklein, seiner Seele, oder wie auch immer wir den heilen Ort in uns benennen.
Mir hat das Wortspiel weitergeholfen: Ein Asana beginnt, wenn das Machen des Asana endet. Das ist es!
Nicht machen, präsentieren, zur Schau stellen, demonstrieren …, lieber spüren, atmen, zulassen, akzeptieren, entspannen …
Jeder Monat dieses Jahreslese- und Übungsbuches hat einen Themenschwerpunkt. Die vorgeschlagenen Yoga-Asanas werden von Impulsen und Zitaten begleitet. Die 11 Asanas sind als nachzuvollziehende Übungsreihe zum Monatsbeginn abgebildet.
Die im Buch vorgeschlagenen Asanas sind durch die Verwendung von Hilfsmitteln, wie sie der berühmte indische Yogalehrer B.K.S. Iyengar entwickelt hat, für jeden Menschen nachvollziehbar. Es braucht also idealerweise neben einer rutschfesten Yogamatte auch 2 Klötze, einen Gurt, einen Yogastuhl, ein bis zwei Decken und ein Bolster (eine Yogarolle). Aber auch hier geht es nicht um die perfekte Ausrüstung, sondern Sie können Alltagsgegenstände zu Hilfe nehmen: Klötze können durch Bücherstapel ersetzt werden, als Gurt taugen auch ein oder mehrere Gürtel, als Bolster können zusammengefaltete, feste Wolldecken oder feste Kissen dienen.
Dann ist es möglich zu erleben: Yoga ist für jeden da, hilfreich, wohltuend und eine nicht endende Quelle der Kraft und Stabilität – auch außerhalb der Matte. Lassen Sie Yoga zu Ihrem roten Faden werden, der Sie durch das Jahr führt und Ihnen Halt und Ausrichtung schenkt.
Viel Freude auf der Matte wünscht Ihnen jetzt von Herzen,

Ihre Claudia Peters

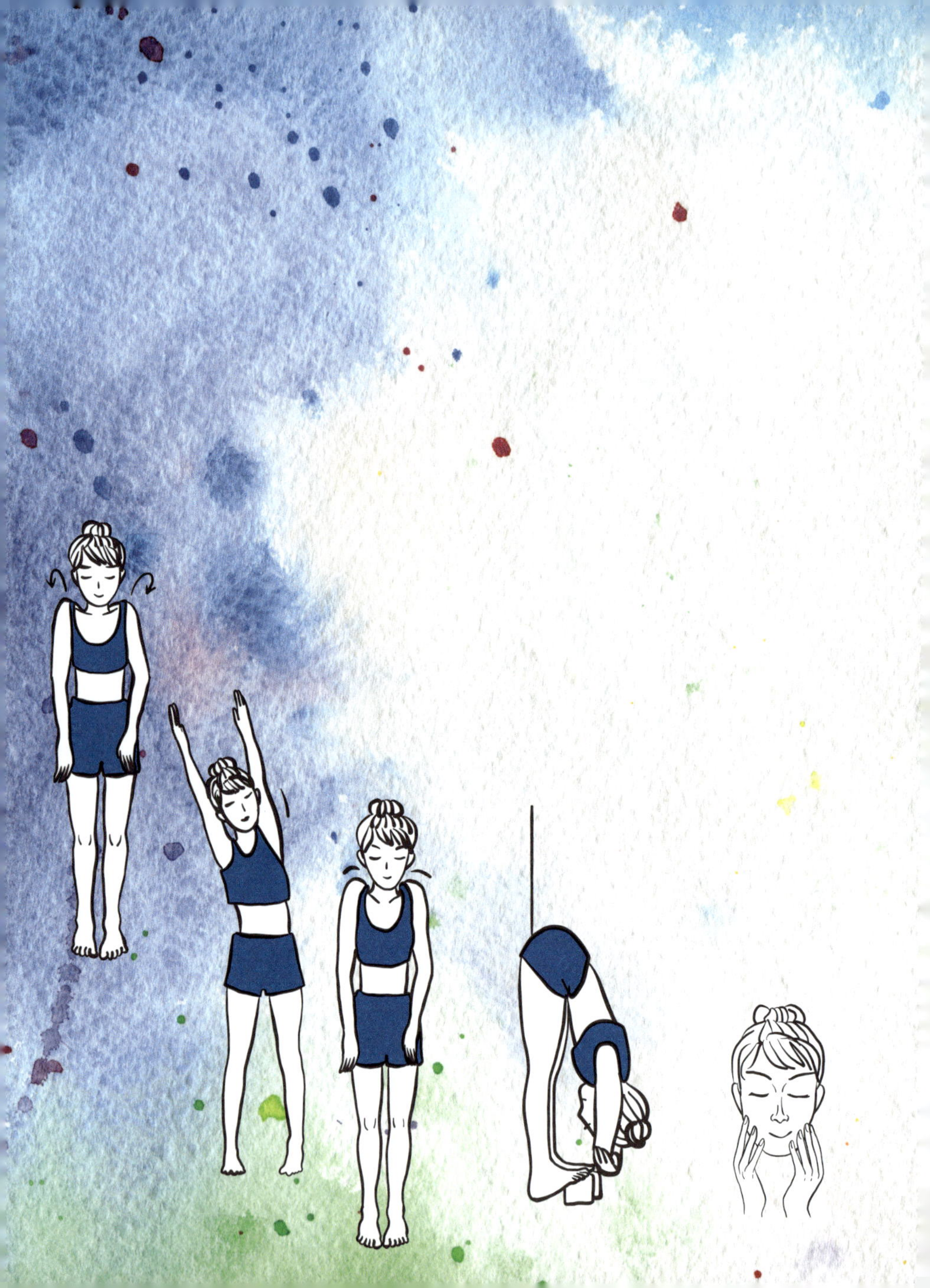

Januar

Mit Leichtigkeit ins neue Jahr

Schultern und Nacken befreien

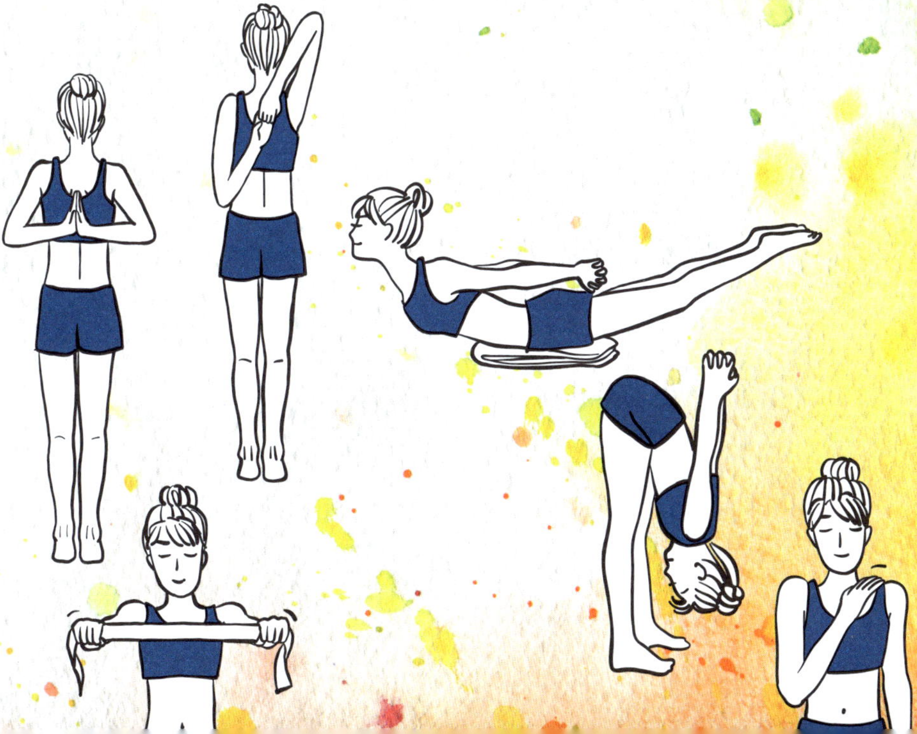

1 | Januar
SCHULTERN UND NACKEN

Die Redewendungen „sich etwas aufhalsen", „etwas im Nacken sitzen haben" oder etwas Schweres „aufgeschultert" bekommen zeigt den engen Zusammenhang zwischen Lebenssituation, deren Umgang damit und den Signalen unseres Körpers darauf. Im ersten Kapitel finden Sie leichte Übungen, erste Asanas und Impulse, die Sie dafür sensibilisieren möchten und helfen, sich von Verspannungen im Schulter-Nackenbereich zu befreien.

2 | Januar
DENKMALSCHUTZ

Ich achte das Haus,
in dem meine Seele wohnt
und stelle es
unter Denkmalschutz.

Ich
denk mal an mich
und schütze mich vor allem,
was mir nicht gut tut.

Zu Hause
bin ich so
bei mir.

MARIA SASSIN

3 | Januar

ÜBUNG:
SCHULTERN IM ATEMRHYTHMUS KREISEN

Einatmend die Schulterköpfe
nach vorne und oben ziehen,
ausatmend nach hinten und unten.
Einatmend neue Kraft tanken
und ausatmend Schweres abgeben.
Mehrere Male wiederholen
und spüren, wie gut das tut.

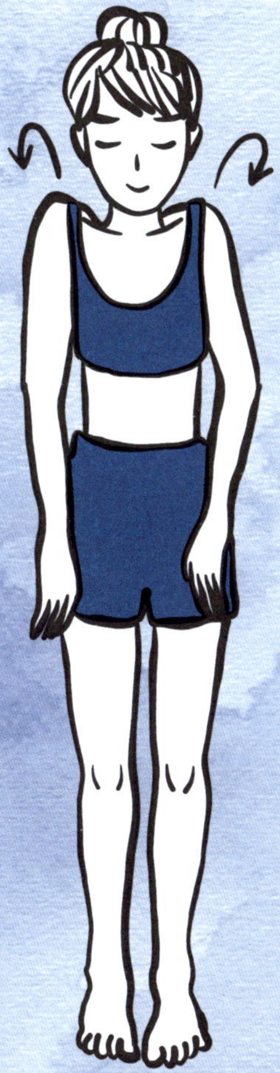

4 | Januar
STARK WIE EIN BERG

Für sicheren Halt nimm Haltung ein.
Der Berg schenkt Standfestigkeit und Kraft
und die Zuversicht,
selbst in bewegten Zeiten Ruhe zu bewahren.

ANNEDORE GROSSKINSKY

5 | Januar
KÖRPER UND SEELE

Seele und Körper, so meine ich,
wirken aufeinander ein. Eine
Veränderung des Seelenzustandes
bringt eine Wandlung der Körpergestalt
hervor und umgekehrt führt eine
Veränderung der Körpergestalt zu
einer verwandelten Verfassung der Seele.

ARISTOTELES

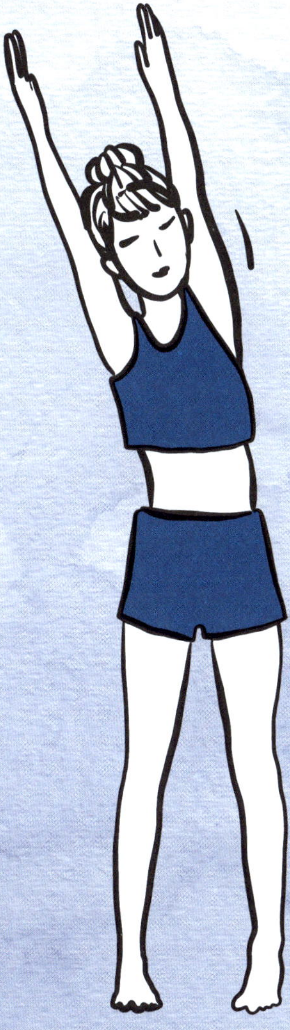

6 | Januar

ASANA: HALBMOND IN BERGHALTUNG

Parshva Utthita Hastasana in Tadasana

Mit fest angespannten Beinen stehend die gestreckten Arme heben – erst nach rechts und dann links ziehen, um die Körperseiten zu längen. Bedenken: Es geht nicht darum, mich zu verbiegen – es geht um äußere und innere Aufrichtung.

7 | Januar
DIE SCHULTERN SINKEN LASSEN

Die Schultern sinken lassen
In jeden Muskel hineinspüren
Bis ich alle Härten erspüre
Jede einzelne weich werden lassen

Die Angst sinken lassen
In die Füße, durch die Matte
Sie an die Erde abgeben
Sanft nachschubsen

Die Schultern sinken lassen
Die Anspannung gehen lassen
Spüren, wo es drückt
Die Lasten fallen lassen

Die Schultern sinken lassen
Neue Wärme spüren
Das Leben neu einladen
Es auf die leichte Schulter nehmen

CAROLA VAHLDIEK

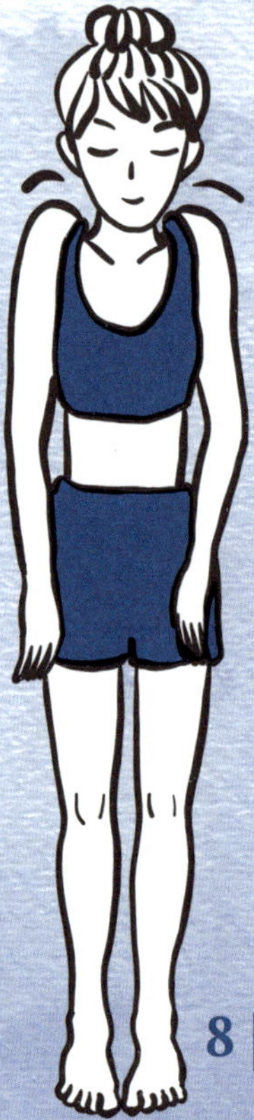

8 | Januar
ÜBUNG: LOSLASSEN ÜBEN

Die Schultern zu den Ohren hochziehen und halten, dabei langsam bis 5 zählen und dann ruckartig mit einem gestöhnten „ha" ausatmend fallen lassen. Mehrmals wiederholen.

9 | Januar
AUFGERICHTET

Wachsen will ich heute
langsam, wie in Zeitlupe
richte mich auf
zuerst mit der Hüfte
dann von unten her
die gesamte Wirbelsäule empor

Wie in Zeitlupe wandern
meine Schultern nach hinten
sinken erleichtert ab
der Nacken streckt sich
und plötzlich hebt sich mit dem Kopf
auch der Blick von unten her aufwärts

Außen und innen
scheint unvermittelt die Sonne

CAROLA VAHLDIEK

10 | Januar

ASANA: VORBEUGE MIT VERSCHRÄNKTEN ARMEN

Uttanasana

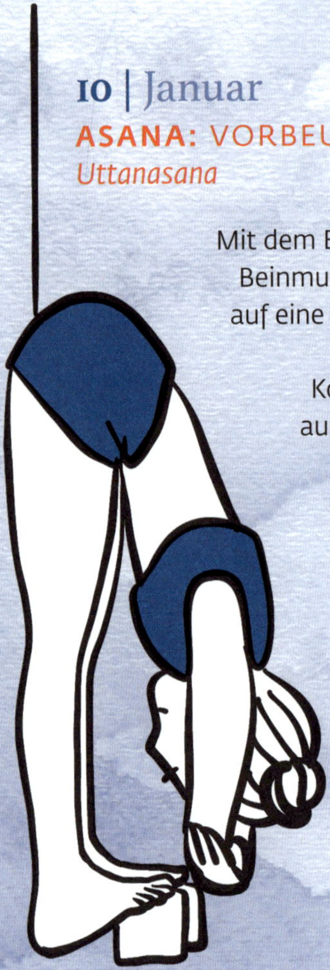

Mit dem Becken an einer Tür oder Wand angelehnt die Beinmuskulatur fest anspannen. Die Vorderfußballen auf eine Klotzkante drücken, die Fersen in den Boden. Die Arme verschränken und mit Oberkörper, Kopf, Schultern und Armen schwer nach unten aushängen. Mindestens 10 Atemzüge verweilen und spüren, wie der Körper ohne Zwang oder willentlichen Druck nachgibt. Spüren, was B.K.S. Iyengar meinte, wenn er sagt: *Die Wand ist unser Lehrer.*

11 | Januar

EIN LOB AUF DIE HILFSMITTEL

Insbesondere im Iyengar-Yoga wird mit diversen Hilfsmitteln gearbeitet, durch die es auch Älteren, Steifen oder Erkrankten möglich ist, in Haltungen hineinzugelangen und von deren positiver Wirkung zu profitieren. Ein maßgeblicher Vorreiter für therapeutisches Yoga war B.K.S. Iyengar, dessen ausgeklügeltes Übungssystem mit zahlreichen Hilfsmitteln arbeitet, wie etwa Stühlen, Klötzen, Gurten und Seilen. Aber auch Alltagsgegenstände wie zum Beispiel eine Wand oder Türe helfen, das Gleichgewicht zu unterstützen, den Körper auszurichten, zu dehnen, zu stärken und zu entspannen. Hilfsmittel sind Lehrer ohne Worte. Auf sehr direkte Weise wenden sie sich an die Intelligenz des Körpers. Und dank dieser direkten Vermittlung kann die Harmonie von Körper, Geist und Seele erfahren werden.

CLAUDIA PETERS

12 | Januar

B.K.S. Iyengar, der 2014 verstorbene bedeutende Yogalehrer – auch und gerade für die westliche Welt – sagt:
Wer mit Hilfsmitteln übt, gewinnt wieder die Oberhand über seinen Körper.

13 | Januar

GESUNDHEIT UND INNERE RUHE FINDEN

Wenn Körper und Geist sich im Jetzt treffen,
erfahren wir unsere Seele.
Das ist Heimkommen zu uns selbst.
Wir finden Friede und Akzeptanz.
Der innere Kampf und die unendliche Anstrengung
anders sein zu müssen,
besser sein zu sollen,
darf aufhören.
Angst verwandelt sich in Selbstliebe.
Und sie ist der Ursprung aller Liebe.

14 | Januar

ÜBUNG: MIT DEN FINGERKUPPEN DEN UNTERKIEFER MASSIEREN

In Höhe der Ohren beginnend mit den Fingerkuppen spiralförmig mit leichtem Druck zum Kinn herunterwandern und dann wieder hoch. Zum Schluss den Nacken von den Schläfen runter bis zu den Schultern ausstreichen. Der entspannenden Wirkung nachspüren.

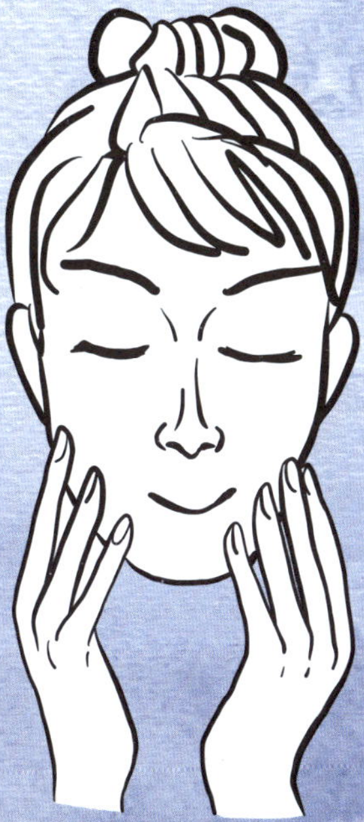

15 | Januar

WIR HABEN KEINE ZEIT, NICHT ZU ÜBEN

Die meisten von uns denken, sie haben nicht genügend Zeit zum Üben.
Eine verkehrte Ansicht, denn das Gegenteil ist wahr:
Wir haben keine Zeit, nicht zu üben!
Wir sprechen von drei bis sechs Stunden pro Woche oder
von einem Minimum von dreißig Minuten an jedem zweiten Tag.
Und dies ist doch nicht eine Zeitmenge, die überfordert,
in Anbetracht der unglaublichen Vorteile,
die wir für die restlichen 162 bis 165 Stunden in der Woche gewinnen.

STEPHEN R. COVE

16 | Januar

Yoga zu praktizieren ist wie ein
Urlaub für den Körper.

17 | Januar

ASANA: GEBETSHALTUNG HINTER DEM RÜCKEN

Tadasana-Paschima-Namaskar
Alternativ: Tadasana-Paschima-Baddha-Namaskar

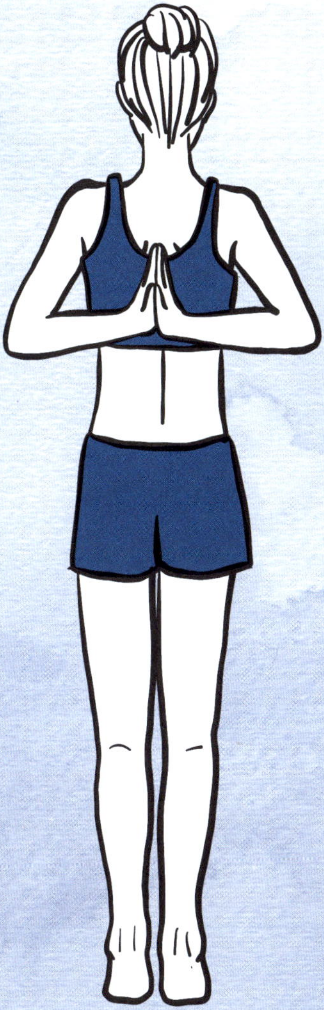

Mit geschlossenen, gestreckten Beinen fest stehen wie ein Berg. Die Handflächen hinter dem Rücken wie zu einer Gebetshaltung aneinanderlegen und so weit nach oben zwischen die Schulterblätter schieben wie möglich. Spüren, wie sehr sich der Brustkorb weitet und anhebt.
Sollte die Schulterbeweglichkeit das noch nicht zulassen, alternativ die Ellenbogen hinter dem Rücken greifen und die Schulterköpfe nach hinten ziehen.

18 | Januar

Hatha Yoga ist eine schützende Zuflucht für Menschen,
die von allen möglichen Schmerzen heimgesucht werden.
Wer sich auf die Praxis jeglicher Art von Yoga einlässt,
für den ist der Hatha-Yoga wie die Schildkröte, die die Welt trägt.

HATHA YOGA PRADIPIKA

19 | Januar

Übe dich im Yoga in tiefer Konzentration
und Achtsamkeit, sagt B.K.S. Iyengar,
so dass sich deine Bewegung mit
dem Atem verbindet und Atem und
Bewegung eins werden.

20 | Januar

ÜBUNG: SCHULTERROTATION MIT GURT

Einen Gurt oder Gürtel mit den Armen vor sich in Schulterhöhe auseinanderziehen. Den gespannten Gurt mit gestreckten Armen abwechselnd vor und hinter dem Körper im Atemrhythmus einatmend hoch- und ausatmend runterführen. So oft wiederholen, bis die Bewegung geschmeidig rund läuft. Den Abstand der Hände am Gurt der eigenen Schulterbeweglichkeit anpassen: je weiter, desto leichter.

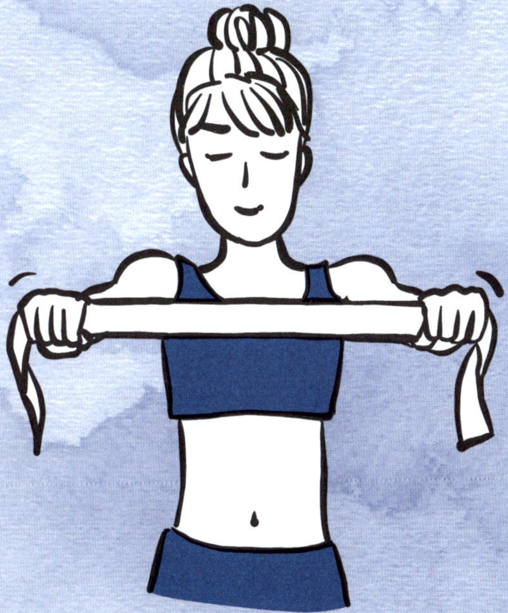

21 | Januar

KOMM MIT DIR IN BEWEGUNG

Dein Körper ist voller Energie,
er freut sich auf Bewegung.
Ob Sonnenschein, ob Regen,
liebe das Wetter, so wie es ist.
Geh auf deine Matte und dann:
Freu dich daran!

ANNEDORE GROSSKINSKY

22 | Januar

Yoga macht uns beweglicher.
Wenn Sie unbeweglich sind,
ist das nur ein Grund mehr zum Üben.

23 | Januar

ASANA: BERGHALTUNG MIT ARMEN HINTER DEM RÜCKEN

Tadasana-Gomukhasana

In der Wirbelsäule gut aufgerichtet stehend die Arme seitlich in Schulterhöhe strecken und die Handflächen nach oben drehen, um die Schultern zu öffnen. Dann einen Arm nach oben strecken und den anderen nach unten und anwinkeln.
Dessen Handrücken an den Rücken legen und zwischen die Schulterblätter hochschieben. Den gestreckten oberen Arm abwinkeln und die Finger hinter dem Rücken verhaken. Sollte das nicht möglich sein, einen Gurt in der oberen Hand halten als Armverlängerung: mit den Händen am Gurt aufeinander zulaufen. Nicht vergessen, bei der Wiederholung die Seite zu tauschen.

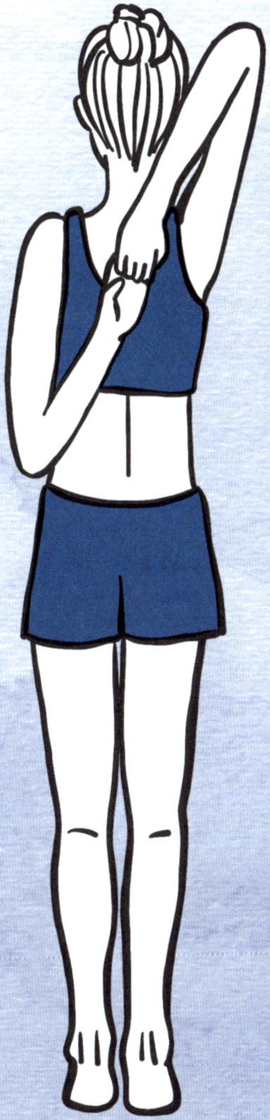

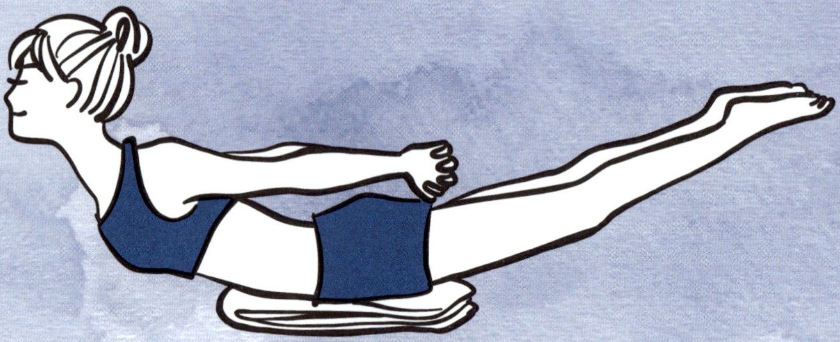

24 | Januar

ASANA: HEUSCHRECKE MIT GESTRECKTEN ARMEN HINTER DEM RÜCKEN

Salabasana

In der Bauchlage die Hände hinter dem Rücken falten und die Arme strecken. Den Kopf heben und die Hände Richtung Fersen ziehen. Wenn möglich, auch die gestreckten Beine vom Boden abheben. Einige Atemzüge halten. **Tipp**: Eine mehrfach gefaltete Wolldecke unter das Becken legen. Das ist weicher und die Beine können leichter heben.

25 | Januar

Frieden beginnt damit,
dass sich jeder von uns
jeden Tag
um seinen Körper
und seinen Geist kümmert.

THÍCH NHẤT HẠNH ZUGESCHRIEBEN

26 | Januar

YOGA

Lebe so, dass Erholung
nicht nur Möglichkeit ist,

sondern Plan.

ANDREAS NOGA

27 | Januar

ASANA: GESPREIZTER STAND MIT GESTRECKTEN GEHOBENEN ARMEN

Parshva Prasarita Padottanasana

Im weit gespreizten Stand die Hände hinter dem Rücken falten und mit geradem Rücken nach vorne und dann nach unten kommen, dabei die Arme Richtung Decke strecken. Fühlen, wie die Schulterköpfe von den Ohren weggezogen und die Schulterblätter aufeinander zu bewegt werden.

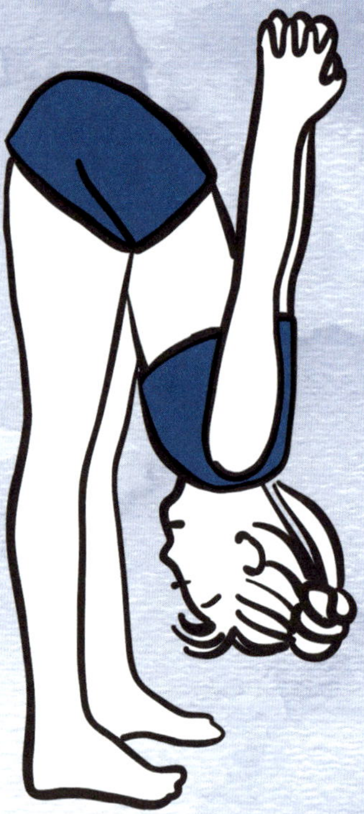

28 | Januar

B.K.S. Iyengar erinnert uns daran, dass es bei der Essenz des Yoga nicht um eine äußerliche Vorführung geht, sondern um eine innere Kultivierung. Yoga ist wunderschön und auch etwas Göttliches. Letztlich sucht der Yogi nach dem inneren Licht und nach innerer Schönheit, nach Unendlichkeit und Befreiung.

29 | Januar

Bekämpfe nie deinen eigenen Körper!
Und lade dir nicht die ganze Welt auf die Schultern.
Lass diese schwere Last, diese unnötige Bürde fallen,
und du wirst dich besser fühlen.

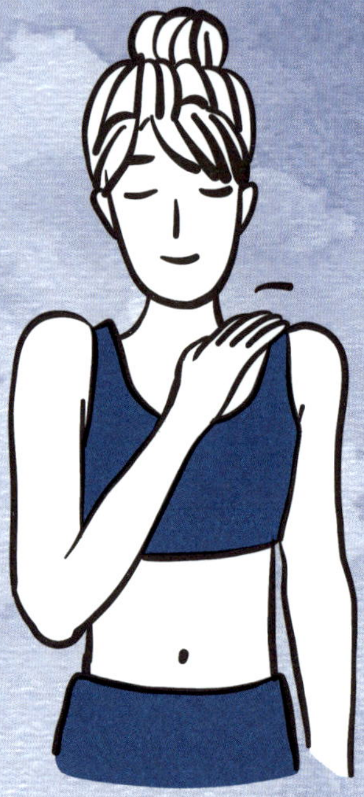

30 | Januar

ÜBUNG: SICH MIT FLACHEN HÄNDEN SELBST AUF DIE SCHULTERN KLOPFEN

Mit der rechten flachen Hand auf die linke Schulter und das Schulterblatt klopfen und eventuelle Verspannungen lösen. Dann die Seite wechseln. Sich selber loben.

31 | Januar

DIE DREI ZUSTÄNDE IN DER YOGAPRAXIS

Im Yoga gibt es drei Einstellungen, Merkmale oder Zustände:
Rajas – Überaktivität/Unruhe,
Tamas – Trägheit und Sattva – Reinheit, Klarheit.
Man kann in Überaktivität und Zwang üben,
dann strahlt das Asana Unruhe aus.
Man kann langsam, passiv träumen und phlegmatisch üben,
dann wird das Asana Schwere und Dunkelheit ausstrahlen.
Hat man ein klares Bewusstsein für Praxis und Form,
strahlt das Asana Reinheit, Klarheit und Ordnung aus.
Das wird als sattva bezeichnet.

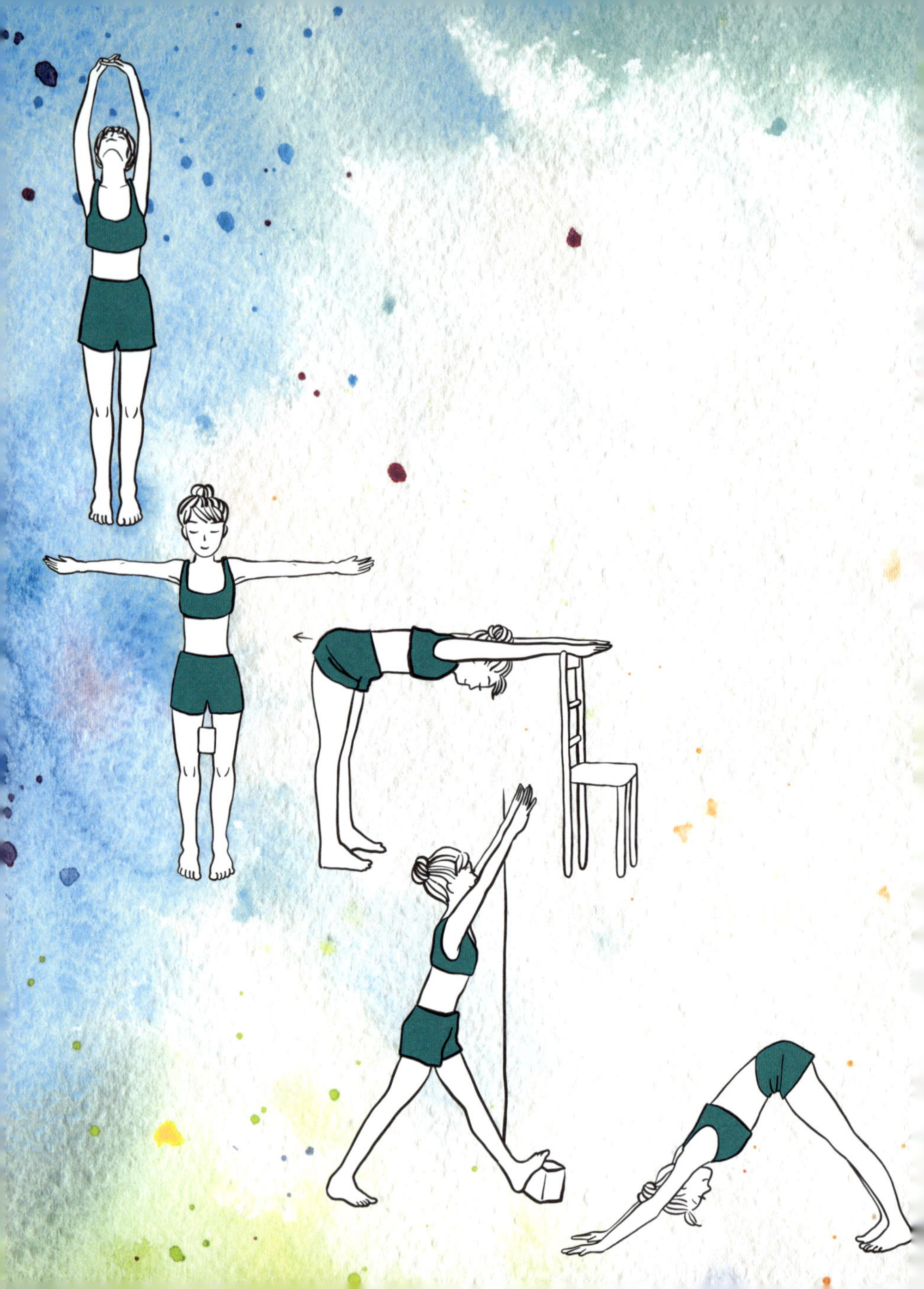

Februar

Standfestigkeit und Resilienz entwickeln

Sich strecken, weiten und längen in Standhaltungen

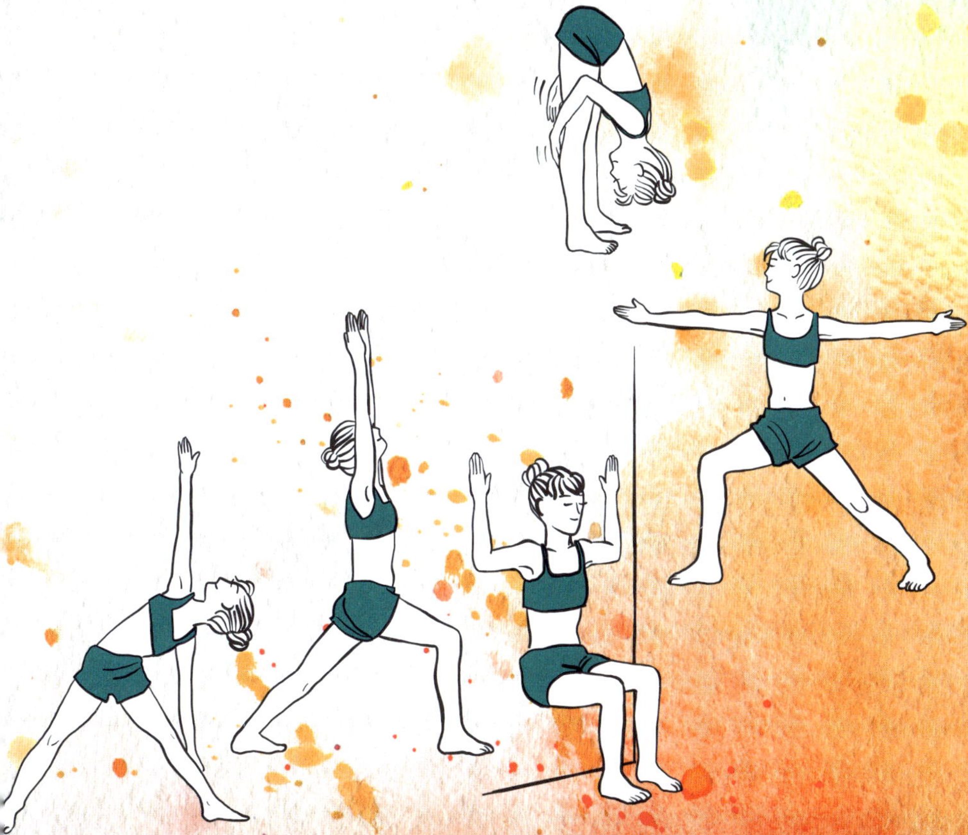

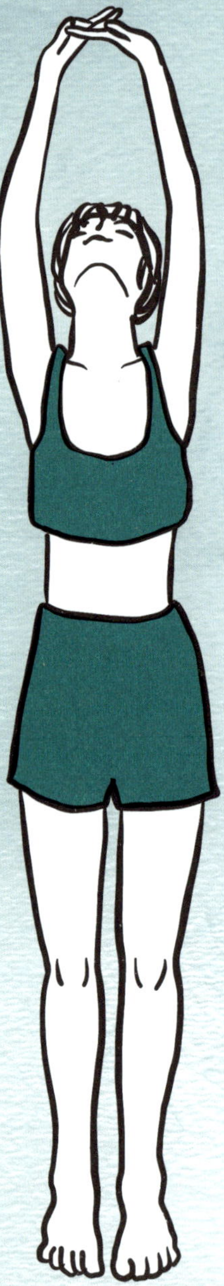

1 | Februar

ASANA: BERGHALTUNG MIT GEFALTETEN HÄNDEN UND GEHOBENEN ARMEN

Urdhva Baddhanguliyasana in Tadasana

Fest stehend die Hände vor dem Körper falten,
die Handinnenflächen nach außen drehen
und dann die gestreckten Arme zur Decke heben.
Die Handrückseiten anschauen.
Fühlen, wie Länge im ganzen Körper entsteht.

2 | Februar

Das Gehirn eines Yogis dehnt sich von der Sohle des Fußes bis zur Krone des Kopfes aus, so formuliert B.K.S. Iyengar die Erfahrung von Yoga-Praxis.

3 | Februar

AUF DIE HALTUNG KOMMT ES AN

Der Nobelpreisträger für Physiologie und Medizin (1973) Nikolas Tinbergen betont, dass sich unsere Haltung auf den ganzen Körper auswirkt, nicht nur auf das Nervensystem und die Muskeln, die Gelenke, Bänder, Knochen und Nerven, sondern auch auf die Drüsen (Lymphdrüsen, Schilddrüse, Nebennieren usw.), das Herz und die Gefäße, den Blutkreislauf und den Atem. Alle Probleme dieser Systeme können in einen direkten Zusammenhang gebracht werden mit Problemen der Haltung. Yoga verhilft zu einer verbesserten Haltung. Worauf wartest du noch?

4 | Februar

AUFRECHT STEHEN

Mach es wie das Gänseblümchen.
Streck dich dem Himmel entgegen.
Bleib aufrecht und wiege dich sanft im Wind.
Sei biegsam, wenn dir Widerstände begegnen.
Dreh dein Gesicht der Sonne zu,
das lässt dein Herz aufleuchten.

SABINE MOOSMANN

5 | Februar

JETZT

Ich bin in Gedanken
schon dort wo ich
morgen erst sein werde
Mit meinen Gedanken
renne ich mir davon

Ich bleibe stehen
spüre meinen kurzen Atem

Ich will
zu mir kommen
dahin
wo meine Füße sind

ANNE STEINWART

6 | Februar

ASANA: BERGHALTUNG MIT SEITLICH GESTRECKTEN ARMEN

Tadasana - Utthita Hasthasana

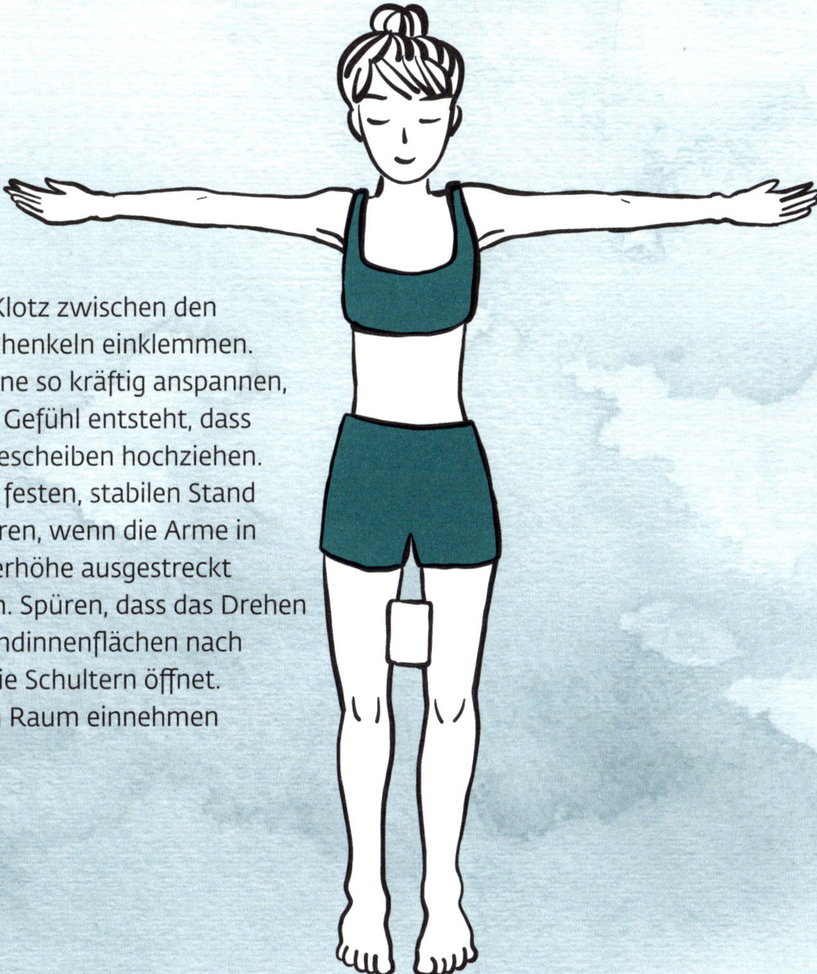

Einen Klotz zwischen den Oberschenkeln einklemmen. Die Beine so kräftig anspannen, bis das Gefühl entsteht, dass die Kniescheiben hochziehen. Diesen festen, stabilen Stand bewahren, wenn die Arme in Schulterhöhe ausgestreckt werden. Spüren, dass das Drehen der Handinnenflächen nach oben die Schultern öffnet. Weiten Raum einnehmen dürfen.

7 | Februar

Gleich einem Bildhauer gestalten wir zeitlebens unseren Körper. Anstelle von Hammer und Meißel verwenden wir Bewusstsein und Bewegung, bringt B.K.S. Iyengar Yoga auf den Punkt.

8 | Februar

Weite innere Räume stehen dir auf.
Du kannst ausschreiten, kannst Gefühle und Meinungen ausprobieren,
darfst Geschmack finden an vielem,
und du wirst Grenzen aus Einsicht
und nicht aus Gehorsam einhalten und setzen.
Weiter Raum steht dir zu –
in dem Umgang gelingt und Aufgaben locken,
Raum, in dem Geleit gewährt wird,
nicht kaltes Schweigen oder Cliquenenge.
Dieser weite Raum ist eröffnet.
Nimm ihn in Gebrauch.
Und staun über dich,
mach andere stutzig.

TRAUGOTT GIESEN

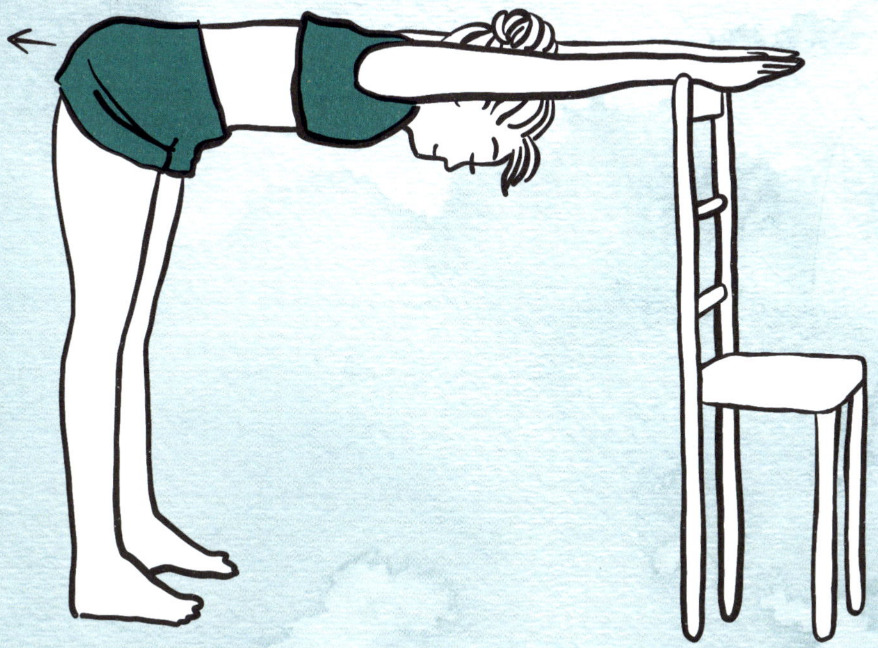

9 | Februar

ASANA: TISCHHALTUNG MIT STUHL

Ardha Uttanasana

Beckenbreit mit den Füßen vor einem Stuhl stehen und die gestreckten Arme zur Decke heben. Mit fest angespannten Oberschenkeln und leicht gehobenem Kinn nach vorne beugen bzw. strecken und die Handkanten oder Unterarme auf der Stuhllehne schwer ablegen. Den Rücken lang und gerade halten wie eine Tischfläche. Spüren, wie sich die Achselhöhlen öffnen. **Tipp**: Die Beine sollten senkrecht stehen, also eventuell noch etwas vor- oder zurücklaufen.

10 | Februar

An einem bestimmten Tag,
unter bestimmten Umständen
glaubst du, eine Grenze zu haben.
Und du arbeitest dich zu dieser Grenze vor,
du berührst diese Grenze und du denkst:
„Gut, das ist die Grenze."
Doch sobald du diese Grenze berührst,
geschieht etwas und plötzlich
kannst du diese Grenze überschreiten.
Mit der Kraft deines Geistes,
deiner Entschlossenheit,
deinem Instinkt und deiner Erfahrung
kannst du sehr hoch fliegen.

AYRTON SENNA

11 | Februar

B.K.S. Iyengar fragt zu Recht,
warum an den Himmel denken,
wenn wir nicht einmal
echten Kontakt zu Mutter Erde geschafft haben?

12 | Februar

ASANA: FLANKENSTRECKUNG

Ardha Parshvottanasana

Mit gestreckten Beinen in einer großen Schrittstellung vor einer Wand oder Türe stehen. Schulterköpfe und Hüftknochen parallel zur Wand ausrichten. Mit den Händen an der Wand hochlaufen. Sich möglichst weit strecken und dehnen. Den Blick nach oben richten, um einen Rundrücken zu vermeiden.
Tipp: Ein Klotz an der Fußleiste für den vorderen Vorderfuß verstärkt die Dehnung in der Beinrückseite und hilft bei der geraden Ausrichtung.

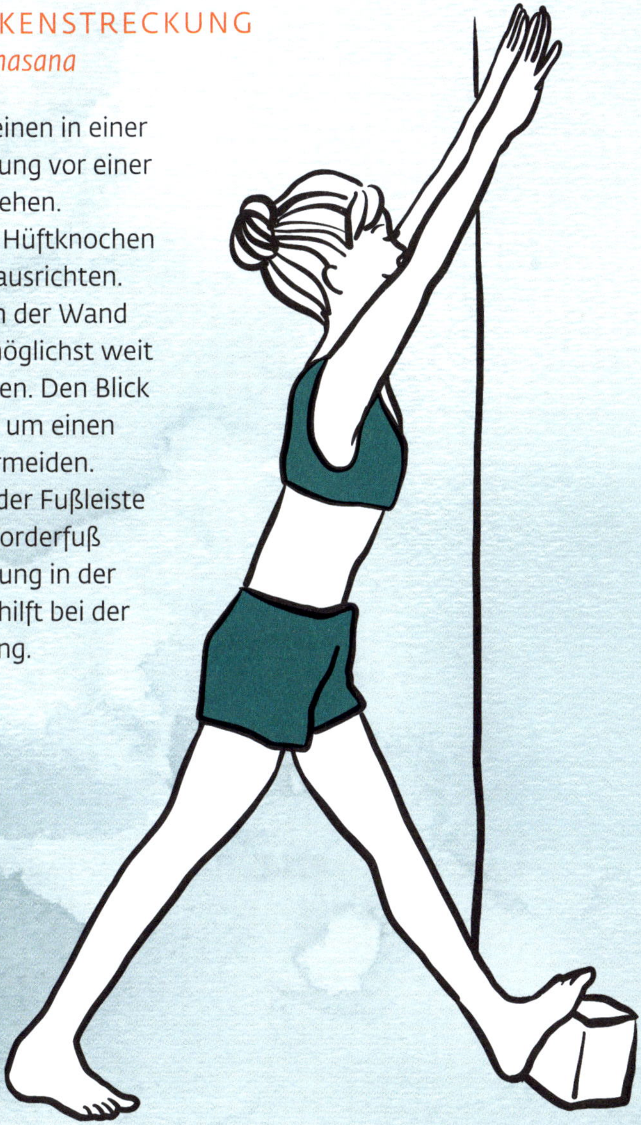

13 | Februar

PROBIER'S

Raum einnehmen dürfen im Raum und
sich nicht klein machen oder verstecken
erweckt neue Lebensfreude.

CLAUDIA PETERS

14 | Februar

Der Zug der Schwerkraft unter unseren Füßen macht es uns möglich, den oberen Teil der Wirbelsäule zu verlängern und diese Erweiterung ermöglicht es uns auch, zwischen den Wirbeln zu lösen. Die Schwerkraft ist wie ein Magnet, der uns auf die Erde zieht, aber diese Anziehungskraft beschränkt sich nicht darauf, uns hinzusetzen, es erlaubt uns auch, in die entgegengesetzte Richtung zum Himmel zu strecken, so beschreibt es die 1999 verstorbene Grande-Dame des Yoga, Vanda Scaravelli.

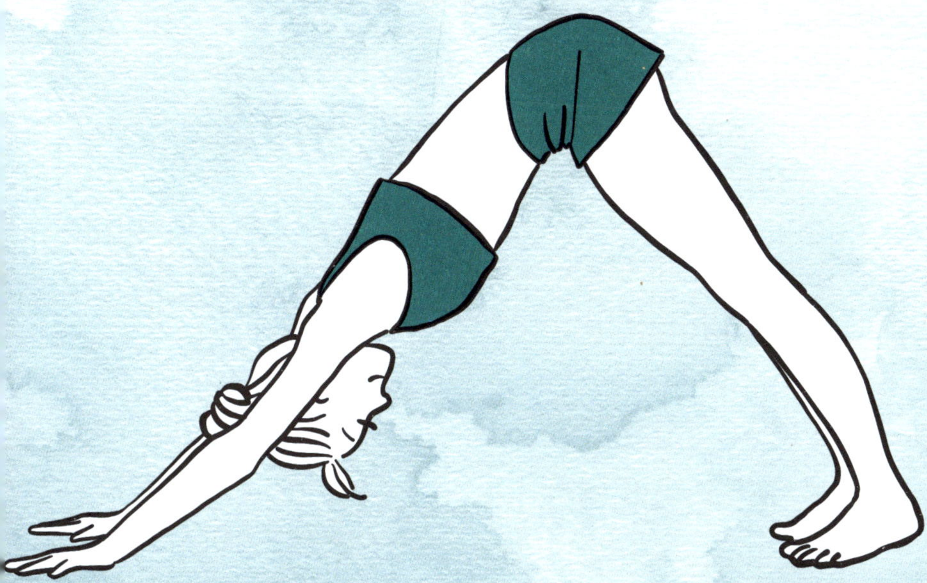

15 | Februar

ASANA: DER NACH UNTEN SCHAUENDE HUND

Adho Mukha Svanasana

Aus einem etwas zu großen Vierfüßlerstand heraus die Beine und Arme strecken und das Becken kräftig nach hinten und oben schieben. Die Arme gestreckt halten und die Kniescheiben hochziehen Richtung Leisten. Lange verweilen.

16 | Februar

DREI-MINUTEN-YOGA

Mitten im Alltagswahnsinn
Sich überschneidender Termine
Des Läutens zweier Telefone
Des Eingangs von fünfundzwanzig E-Mails
Mitten im Alltagswahnsinn
Schneide ich mir drei Minuten aus der Welt
Komme zu mir in langsamen Bewegungen
Dehne mein Sein und mein Selbst
Wachse in die Erde, in den Himmel
Stille meinen Hunger nach Leben

CAROLA VAHLDIEK

17 | Februar

Körper und Seele sind eine Einheit. Yoga wird sie beide verwandeln, schreibt der französische Gynäkologe, Geburtshelfer und Autor Fréderick Leboyer.

18 | Februar

ASANA: DREIECK

Trikonasana

Mit weit gegrätschten, gestreckten Beinen stehen und einen Fuß 90 Grad rausstellen. Die Arme in Schulterhöhe heben, seitlich zum ausgestellten Fuß runterkommen und die Hand unterhalb des Knies so tief wie möglich am Schienbein aufstützen. Den anderen Arm zur Decke strecken und der Hand hinterherschauen. Darauf achten, dass die Beine gestreckt bleiben. **Tipp**: Die Vorstellung, mit dem Rücken und den Schultern an einer imaginierten Wand die ganze Zeit in Kontakt zu bleiben, verhindert ein ungewolltes Vorbeugen.

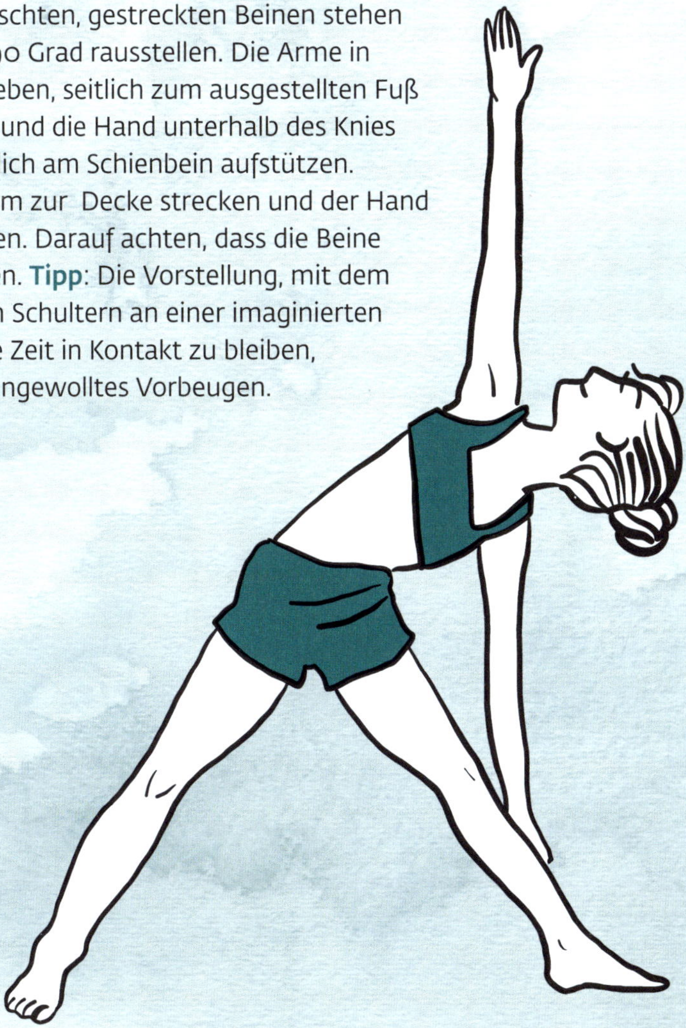

19 | Februar

YOGA WIRD EINE LAMPE GENANNT

Unsere Ganzheit ist in ihrem greifbaren Teil
der Leib,
mit allem, was er an Vorgängen
und Instanzen in sich schließt.
Wir leben in ihm wie in einem verwunschenen Schloss,
das der beklemmenden Phantasie Kafkas entstammen könnte.
Wir sind zwar die Herren –
aber was gehorcht uns?

Wir sitzen in der Kammer unseres Bewusstseins,
durch ihre Fenster gewahren wir draußen die Welt,
durch ihre Tür kommt das Innere des Schlosses an uns heran.
Wir geben Befehle und werden bedient,
aber oft von fremden Gesichtern
und auf eine befremdende wirre Weise.
Das Haus ist verwunschen.
Wir kennen uns nicht aus in seiner verschlungenen Weitläufigkeit.
Es spukt in ihm, Geräusche dringen durch die Wand.

Yoga wird eine Lampe genannt.
Mit ihr in der Hand durchschreitet der Yogi
die Gänge und Gewölbe seines Leibes, der seine Welt ist.

HEINRICH ZIMMER

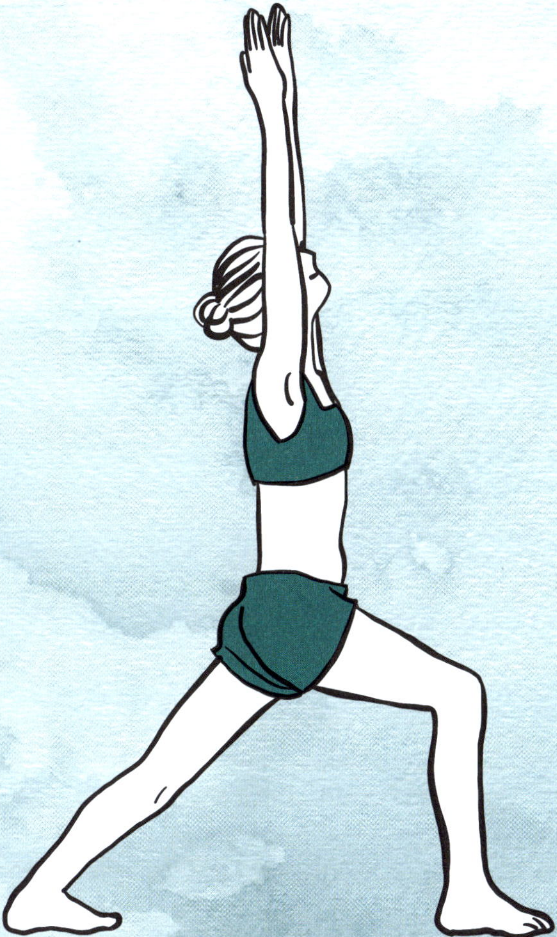

20 | Februar

ASANA: HELD 1

Virabhadrasana 1

In einem großen Ausfallschritt stehen. Die Hände an der Taille zunächst absetzen und den hinteren Oberschenkel deutlich nach innen ziehen. Dadurch das Becken gerade nach vorne ausrichten. Dann das vordere Bein stark anwinkeln und den vorderen Fuß kräftig in den Boden drücken, damit der Oberkörper senkrecht bleibt. Schließlich die gestreckten Arme und den Blick Richtung Decke heben. Einige ruhige, tiefe Atemzüge in der Haltung bleiben und die eigene Kraft spüren. Danach die Seite tauschen.

21 | Februar
WIE YOGA WIRKT

Yoga putzt die Linse des Bewusstseins, damit die Sonne (Seele) Zugang hat.

22 | Februar
IN DIR SIND DIE KRÄFTE

Eine kleine Geschichte: In panischer Angst rief ein Mann in der englischen Stadt Farrington die Polizei an und berichtete, dass er in einer Telefonzelle eingeschlossen sei. Polizei und Feuerwehr rasten mit Blaulicht und heulenden Sirenen zum Schauplatz des Ereignisses:
Dort erklärten sie dem Verdatterten schließlich, dass die Tür nach innen aufgehe. Auch bei der Angst gilt: die Tür geht nach innen auf, in dir sind die Kräfte, die Furcht überwinden!

TRAUGOTT GIESEN

23 | Februar

ÜBUNG: LUFTBANK

Mit dem ganzen Rücken an der Tür/Wand anlehnen.
Mit der angelehnten Rückseite durch das Vorlaufen der Füße um etwa 2 Fußlängen an der Wand deutlich tiefer rutschen und wie auf einer vorgestellten Bank sitzen, einer „Luftbank". Dann die Füße kräftig in den Boden und wie nach vorne schieben, damit der Wandkontakt auch im unteren Rücken zu spüren ist. Die Arme heben und u-förmig ebenfalls an die Wand zurückdrücken.
Nicht zu früh aufgeben.

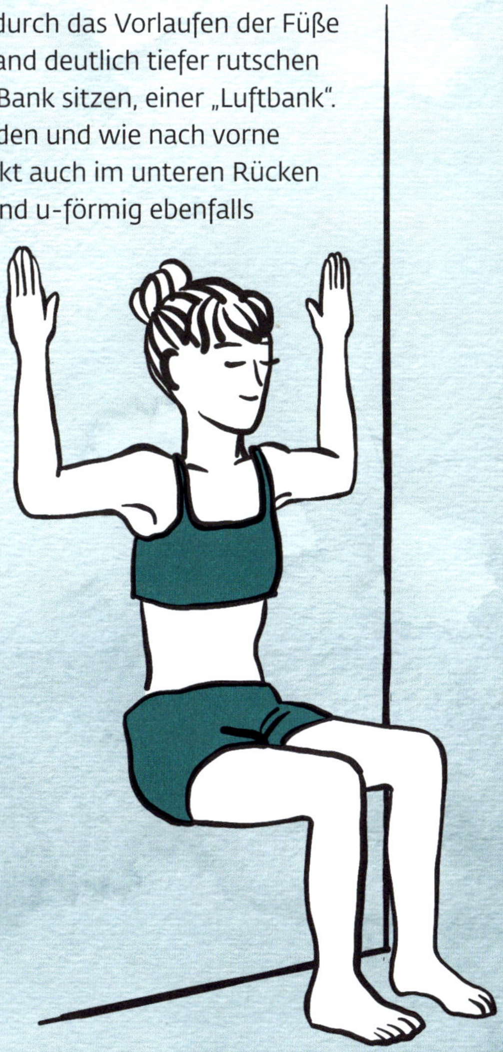

24 | Februar

Ist das Licht des Yoga einmal angezündet,
verlischt es nie mehr.
Je intensiver du übst, desto heller wird die
Flamme leuchten, verspricht B.K.S. Iyengar.

25 | Februar

Besonders Frauen sollten begreifen, dass so etwas Einfaches wie die Körperhaltung das Selbstvertrauen schwächen oder stärken kann. Unsere Art zu stehen ist nicht nur eine Mitteilung über uns, sondern auch an uns … Der Austausch zwischen Körper und Geist geht in beide Richtungen: Eine Veränderung unserer inneren Haltung kann mit der Veränderung des Körpers beginnen.
So wie negative Vorstellungen vom Körper zu einem schwachen Selbstwertgefühl gehören, können positive Vorstellungen vom Körper das Selbstwertgefühl anheben.

GLORIA STEINEM

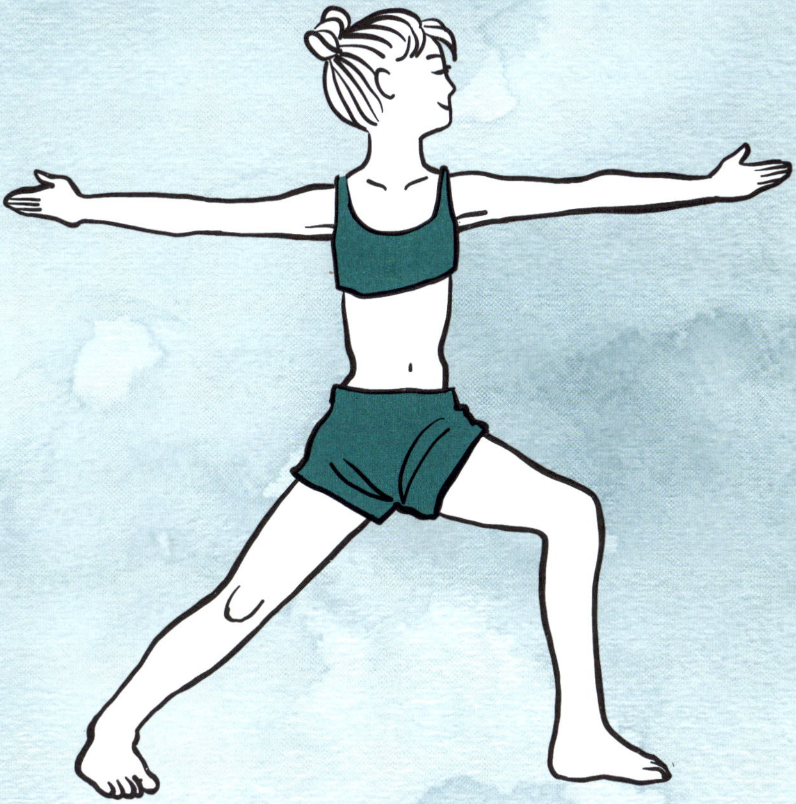

26 | Februar

ASANA: HELD 2

Virabhadrasana 2

Mit weit gegrätschten Beinen und in Schulterhöhe gestreckten Armen einen Fuß 90 Grad ausstellen und das Bein vom ausgestellten Fuß beugen, bis der Oberschenkel beinah parallel zum Boden ist. Darauf achten, dass das Knie des gebeugten Beines nicht nach innen fällt. Den Blick in Richtung des gebeugten Beines wenden und „Sich stellen", kraftvoll, mutig und ausdauernd.

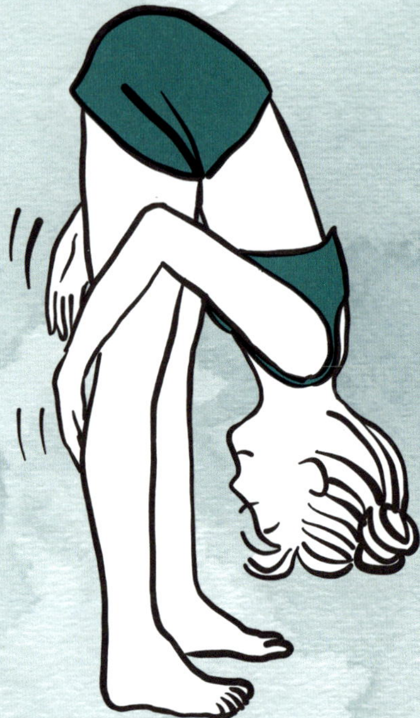

27 | Februar

ÜBUNG: ABKLOPFEN

Mit fest angespannten gestreckten Beinen den Oberkörper nach vorne hängen lassen. Die ganze Körperrückseite von Schultern bis Waden von oben nach unten mehrere Male abklopfen und ausstreichen. Anschließend ein paar Atemzüge verweilen und nachspüren.

28 | Februar

WIR SIND AUF DER SUCHE

Wir sind auf der Suche
nach der Kraft
die uns aus den Häusern,
aus den zu engen Schuhen
und aus den Gräbern treibt.

Aufstehen
und mich dem Leben in die Arme werfen –
nicht erst am jüngsten Tag,
nicht erst, wenn es nichts mehr kostet
und niemandem mehr weh tut.

Sich ausstrecken nach allem,
was noch aussteht
und nicht nur nach dem Zugebilligten.
Uns erwartet das Leben.
Wann, wenn nicht jetzt?

LUZIA SUTTER REHMANN

29 | Februar

WIE ÜBEN?

Werden die Asanas in Überaktivität und Zwang praktiziert, strahlen sie Unruhe aus. Werden sie passiv und verträumt geübt, strahlen sie Dunkelheit und Schwere aus. Ziel ist es, mit klarem Bewusstsein für Praxis und Form zu üben, so strahlen die Asanas Reinheit, Klarheit und Ordnung aus.

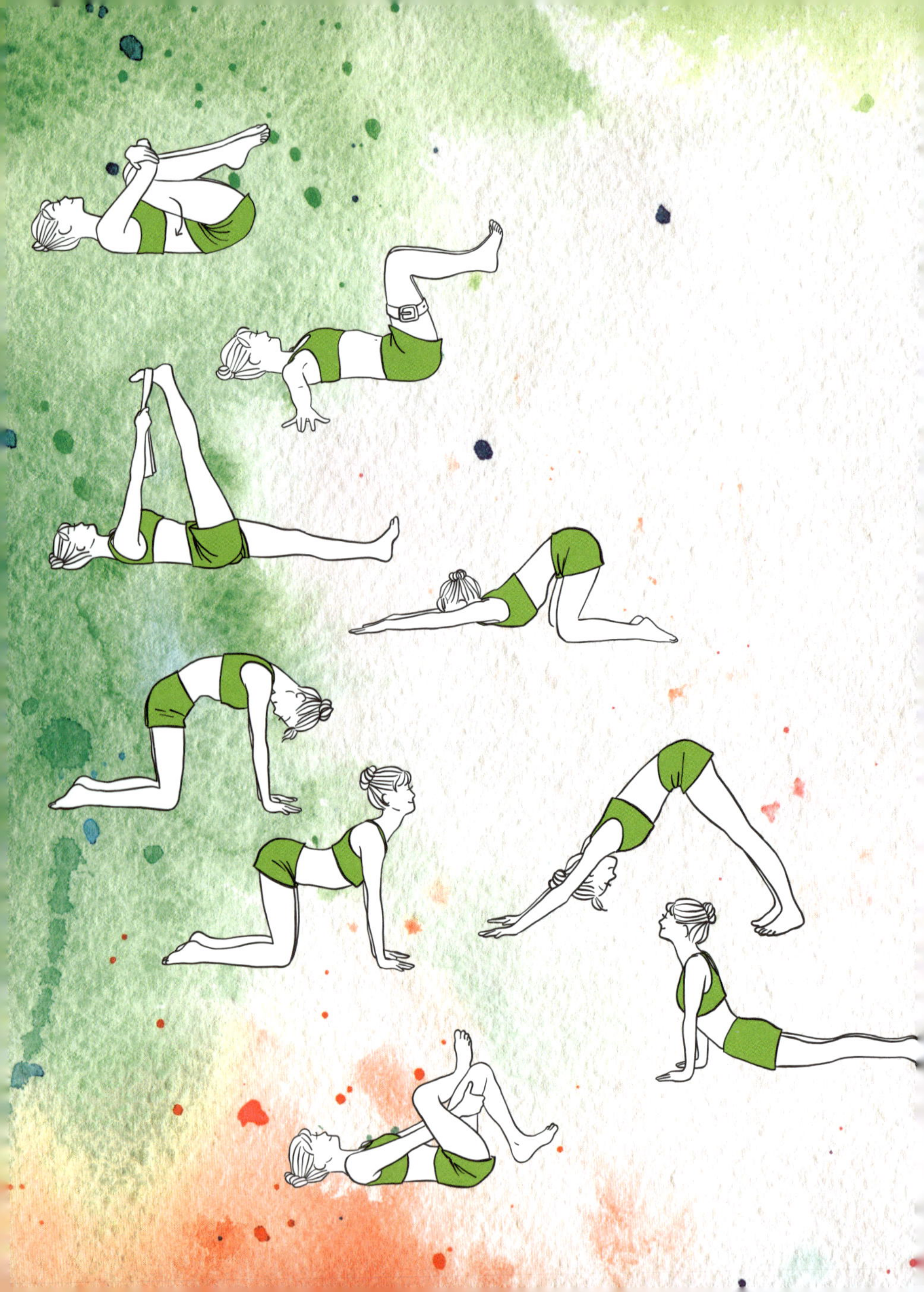

März

Sich Rückhalt geben

Wirbelsäule und unteren Rücken mobilisieren und entlasten

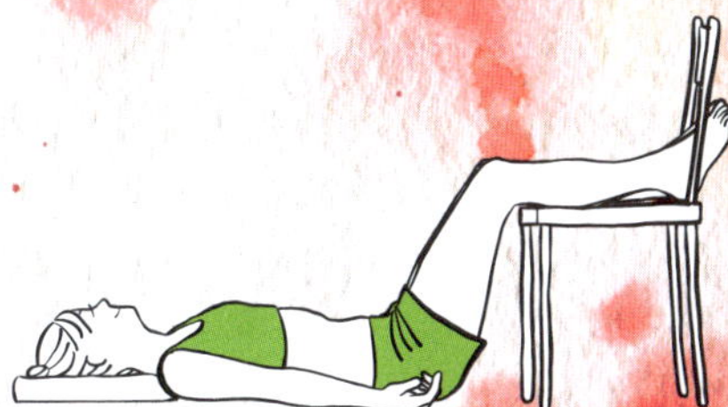

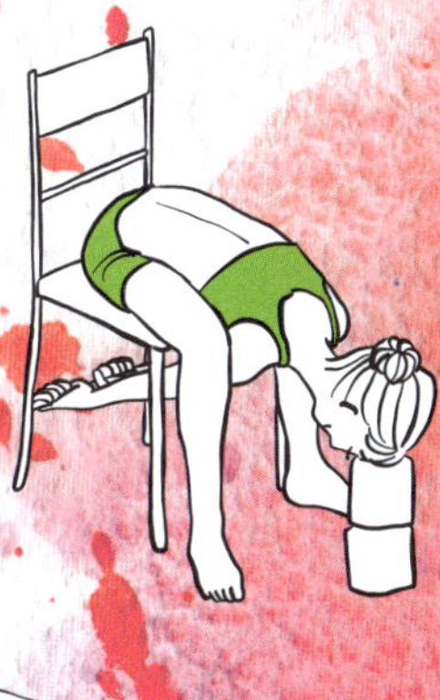

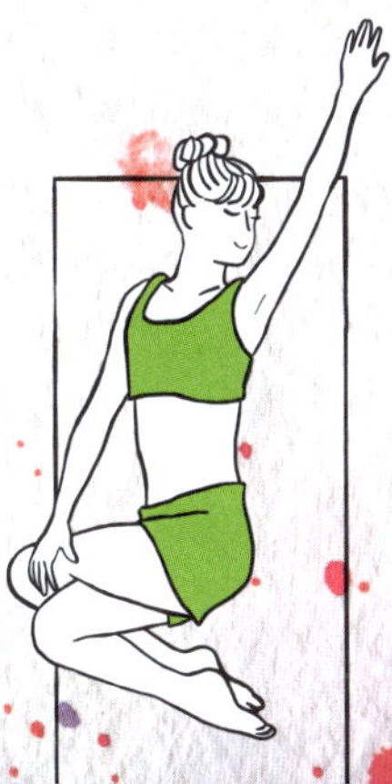

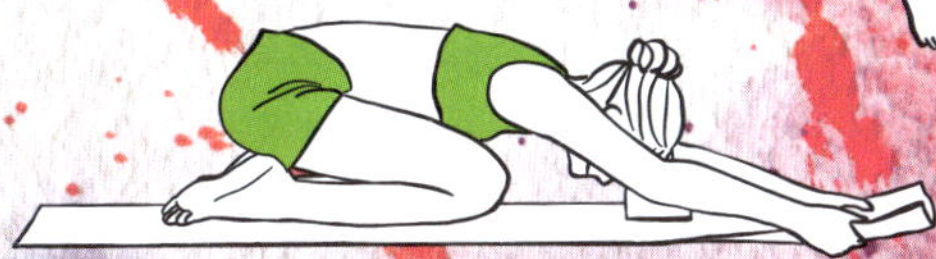

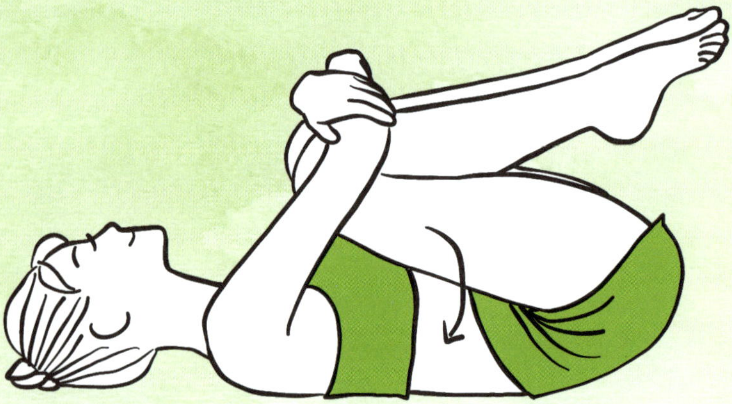

1 | März

ASANA: PAKETCHEN

Apanasana

Auf dem Rücken liegend die Unterschenkel umgreifen, den breiten Rücken wohlig am Boden spüren. Dann das Gewicht etwas nach rechts verlagern, mehrere Atemzüge lang reinspüren und nach einigen Atemzügen nach links verlagern, reinspüren und wieder zur Mitte zurückkommen. Dieses Asana heißt übersetzt eigentlich: „Die Übung, die Winde befreit", weil sie auch hilfreich bei Blähungen sein kann.

2 | März

Jeder Mensch kann Yoga üben solange er atmet.

SRI PATTHABI JOIS

3 | März

YOGA IST DIE BEGEGNUNG MIT DIR SELBST

Die Asanas im Yoga sind nicht einfach nur körperliche Übungen.
Yoga ist nicht einfach eine Form von Gymnastik, die dich gesund hält.
Auch wenn es deiner Gesundheit und deinem Schlaf ohne Zweifel guttun wird.
Ebenso wenig ist Yoga ein Sport. Man kann es nicht vorführen und darin wetteifern.
Yoga ist die Begegnung mit dir selbst.
Die Auseinandersetzung mit dem, was steif und unbeweglich in dir ist. Mit allem, was „Nein" sagt.
Yoga ist auch kein Freizeitvergnügen, mit dem man herumspielen kann.
Yoga ist eine Lebensauffassung, und die Asanas sind nur ein Teil davon.
Yoga und seine Übungen sind eine kraftvolle Medizin.
Insofern können sie heilen, lindern, verwandeln.

FRÉDÉRICK LEBOYER

4 | März

ASANA: KROKODIL

Jathara Parivartanasana

In der Rückenlage mit einem Gurt die Mitte der Oberschenkel zusammenbinden und die Beine in Stufenbetthaltung heben.
Die Arme in Schulterhöhe ablegen. Dann die angewinkelten Beine zu einer Seite ablegen. Wenn möglich, den Kopf und die Schultern nicht abheben, sondern am Boden liegen lassen. Nach einigen Atemzügen die Seite tauschen.

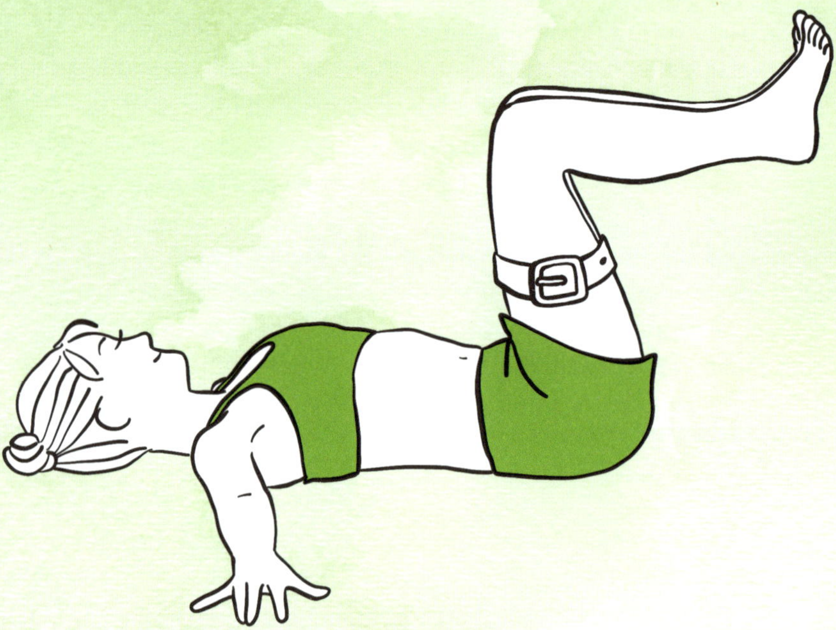

5 | März

Wenn ich denke, dass mein Körper anders sein sollte als er jetzt ist, dann bin ich außerhalb meiner Angelegenheiten. Ich bin außer Verstand!, so formuliert es Byron Katie, die amerikanische Lehrerin und Bestsellerautorin von „The Work".

6 | März

Eines der grundlegenden Prinzipien des Yoga:
Eine kleine Handlung, die wiederholt durchgeführt wird, kann einen enormen Unterschied machen.

TIMOTHY MCCALL

7 | März

TU SO

Tu so, als wäre das Leben
Jeden Tag neu:
Der Blick durch das Fenster
Der Duft von Kaffee
Der Wind vor dem Haus
Die Blumen im Garten
Der Berg am Horizont
Das Kind, das lacht
Die Menschen an deiner Seite
Tu so, als wäre das Leben
Jeden Tag neu

THOMAS KNODEL

8 | März

Yehudi Menuhin, der 1999 verstorbene weltberühmte Geiger und Dirigent, der dank eigener positiver Erfahrung mit der Yogapraxis Iyengar Yoga in unseren Breitengraden bekannt machte, sagte, dass das Praktizieren von Yoga ein ausgeprägtes Gefühl für Maß und Proportion verleiht; und, auf unseren Körper bezogen bedeutet dies, dass wir unser wichtigstes Instrument zu spielen und die größte Resonanz und Harmonie daraus zu ziehen lernen.

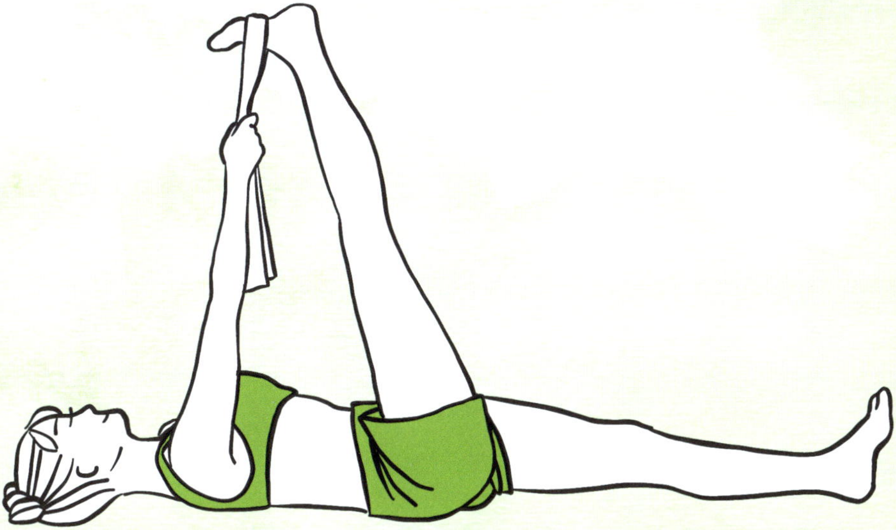

9 | März

ASANA: EIN-FUSS-GROSSZEHENSTELLUNG

Eka Pada Supta Padangushtasana

Im Liegen mit gestreckten Beinen zur Wand oder Tür ein Bein in Stufenbetthaltung anheben, einen Gurt um die Ferse legen und diese kräftig hineindrücken. Dann das Bein nach oben strecken. Mit der Hand der gleichen Seite beide Gurtstränge halten und das Bein auf halbe Höhe zur Seite absinken lassen. Das gegenüberliegende Becken so gut wie möglich am Boden lassen. Das Wechseln der Seite nicht vergessen.

10 | März

ASANA: WELPE

Puppy

Im Vierfüßlerstand mit den Knien etwas zurücklaufen, so dass der Abstand zwischen Händen und Knien größer wird. Die Handflächen fest stehenlassen, während das Becken so weit wie möglich nach hinten geschoben wird. Fühlen, dass der Rumpf sich bis in den unteren Rücken längt und die Achselhöhlen sich öffnen. Wenn möglich, den Kopf auf dem Boden ablegen.

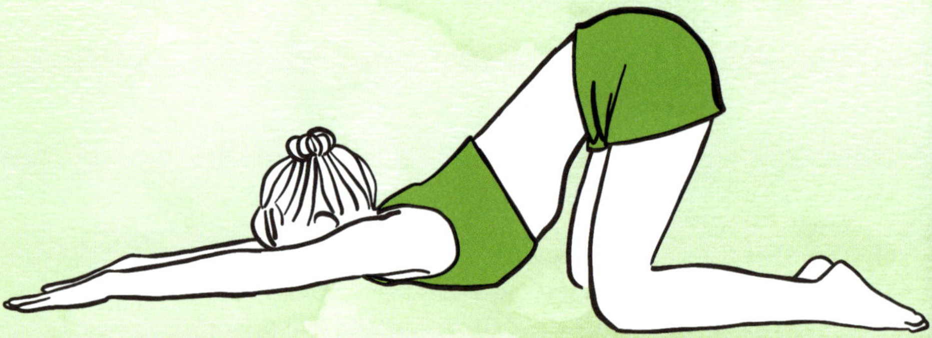

11 | März

Wir können der Tatsache nicht ausweichen,
dass jede einzelne Handlung, die wir tun,
ihre Auswirkung auf das Ganze hat.

ALBERT EINSTEIN

12 | März

BUDDHISTISCHE WEISHEIT

Dein Herz und dein Geist gleichen einem Garten.
Du entscheidest, wie du ihn anlegst,
welche Pflanzen du darin anpflanzt.
Negative Gefühle wie Neid, Hass, Rache,
Hochmut und Habgier sind wie Unkraut,
das andere Pflanzen ersticken kann.
Darum lass deinen Garten nie verwildern.
Pflege ihn jeden Tag und lass viel Licht hinein,
das du auch positive Energie wie Liebe, Nachsicht,
Nächstenliebe, Mitgefühl und Großzügigkeit erschaffst.
So wird der Spaziergang durch deinen Garten
jeden Tag Freude machen.

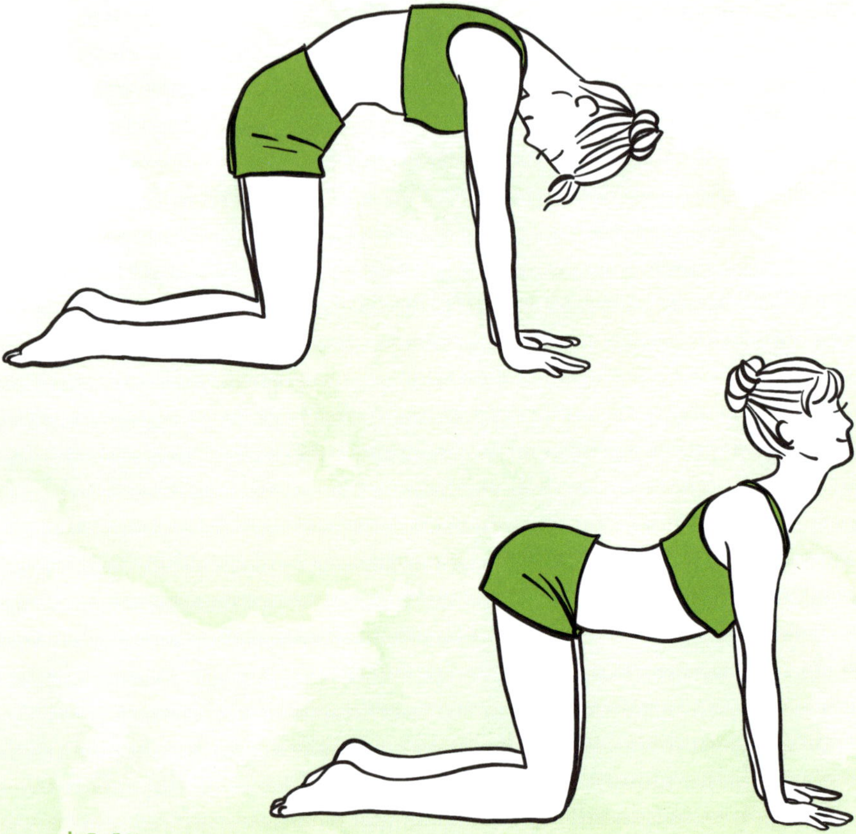

13 | März

ASANA: KATZE – KUH

Marjariasana

Im Vierfüßlerstand abwechselnd im Atemrhythmus den Rücken bewegen: Ausatmend einen Katzenbuckel machen und das Kinn zum Brustbein ziehen, einatmend das Kinn zur Decke hochstrecken und den Rücken konkav durchhängen lassen. Diese Abfolge langsam durchführen und fühlend mitverfolgen. Nicht mechanisch üben.

14 | März

Yoga hat eine transformative Kraft. Es ist nicht nur ein Werkzeug zur Linderung von Beschwerden, sondern auch ein Weg, um das volle Potenzial des Individuums zu entfalten. „Yoga ist nicht nur Reparatur, es ist Wartung. Es ist nicht nur für die Probleme, es ist für das Potenzial."

15 | März

Yoga bedeutet nicht, besser zu sein als andere. Es bedeutet, besser zu sein als du gestern warst.

16 | März

ASANA: NADELÖHR

Suchirandhrasana

Auf dem Rücken liegend mit den Beinen in die Stufenbetthaltung kommen. Ein Bein in dieser abgewinkelten Position behalten, während der Unterschenkel des anderen Beines auf dem Oberschenkel des Stufenbettbeines abgelegt wird. Das Innenknie des abgelegten Beines anfangs behutsam wegdehnen. Danach mit den Händen den Oberschenkel des Stufenbettbeines umgreifen und behutsam näher heranziehen. Die eigenen Grenzen spüren und akzeptieren.

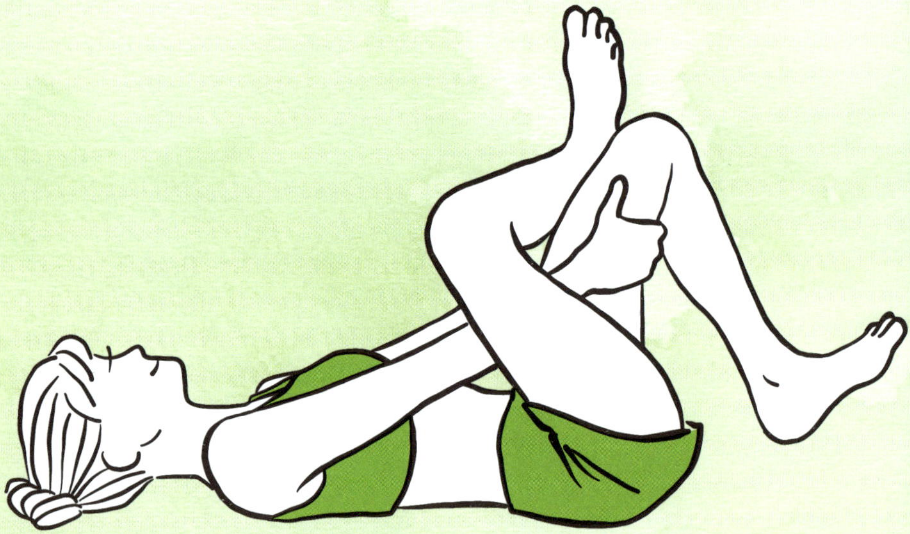

17 | März

DIE WEISHEIT DES KÖRPERS

Es grenzt an ein Wunder, wozu der menschliche Körper fähig ist: Er versteht es Alarm zu schlagen, Energie aufzuladen, die Muskeln zu stärken, zu wachsen, Reparaturen zu verrichten, Schläge zu heilen, einen gebrochenen Knochen zusammenwachsen zu lassen und vieles mehr. Er ist ein wahres Wunderwerk und lässt den besten Computer alt aussehen.

NACH ROBERT WHITESIDE

18 | März

Wohin kommt man durch Yoga?
Man hat sich von sich selbst entfernt,
und Yoga bringt einen zurück zu sich selbst.

T.K.V. DESOKACHAR

19 | März

UND DANN

Eine Asana ist keine Haltung, die man mechanisch übernimmt, erinnert uns B.K.S. Iyengar. Es geht um Nachdenken, an dessen Ende das Gleichgewicht zwischen Bewegung und Widerstand erreicht wird.

20 | März

ANMUTIG ALT WERDEN

Die Absicht, das eigentliche Ziel, besteht darin, ganz in Fluss zu kommen, ganz und gar fließend und geschmeidig zu sein.
So wollte ich sein, ich wollte alle Möglichkeiten meines Körpers ausschöpfen. Das bedeutet nicht, dass ich das Alter fürchte.
Ich will nur in einer bestimmten Weise alt werden:
Ich will anmutig alt werden.
Ich möchte eine gute Körperhaltung haben.
Ich möchte gesund und für meine Kinder ein gutes Beispiel sein.

STING

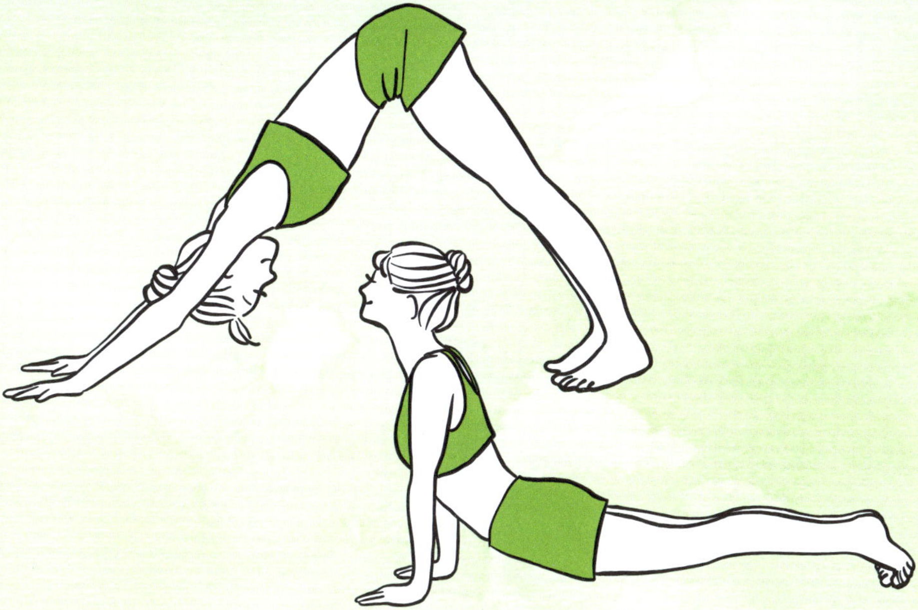

21 | März

ASANA: HUND, DER NACH UNTEN SCHAUT MIT HUND, DER NACH OBEN SCHAUT ABWECHSELN

Adho Mukha Svanasana und Urdhva Mukha Svanasana

Aus einem etwas zu großen Vierfüßlerstand heraus die Knie anheben und die Arme und Beine durchstrecken. Das Becken hoch und nach hinten strecken. Im „Hund, der nach unten schaut", den Kopf entspannt hängen lassen. Den Rücken strecken und längen. Nach einigen Atemzügen wechseln in den „Hund, der nach oben schaut". Dafür Arme und Beine gestreckt lassen und nur das Körpergewicht nach vorne verlagern und den Blick zur Decke heben. Die Beine gestreckt halten, ohne dass die Oberschenkel den Boden berühren. Nach 3–4 Atemzügen zurückkommen in den „Hund der nach unten schaut" und dort noch verweilen und ausruhen. Sich an der wachsenden Beweglichkeit der Wirbelsäule und der größer werdenden Kraft in den Armen und Beinen erfreuen.

22 | März

Wenn du ein Problem hast, versuche es zu lösen.
Kannst du es nicht lösen, dann mache kein Problem daraus.

BUDDHA

Das gilt auch für den auf der vorherigen Seite genannten Hundezyklus. Fällt er vom Boden aus schwer, kann ein Stuhl vor eine Wand stehend, damit er nicht rutscht, Hilfe bieten. Mit den Händen auf der Stuhlfläche abstützend in die Hundebewegungen gehen. Problem gelöst.

23 | März

Hätten wir eine Kultur, die von Kindheit an unser Verständnis für das Wissen unseres Blutes und unserer Knochen fördern würde, würden wir all die medizinischen Anstrengungen gar nicht brauchen; wir können uns gar nicht vorstellen, wie weit wir kommen würden. Viele Menschen haben im Alter noch große Veränderungen zustande gebracht, indem sie wieder lernten, die Weisheit ihres Körpers in Ehren zu halten, schreibt Gloria Steinem, die erst mit 50 mit Krafttraining und Yoga begann und von deren Wirkung schwärmt.

24 | März

ASANA: KROKODIL

Jathara Parivartanasana

In der Rückenlage die Füße eng geschlossen aufstellen. Ein Bein über das andere schlagen. Die Hand führt die Beine Richtung Boden und beschwert sie, während der andere Arm gestreckt nach oben abgelegt wird.
Bei diesem Asana, das wörtlich übersetzt eigentlich „den Magen umdrehen, massieren" heißt, wird der Rumpf gedreht und die Bauchorgane massiert. Auch hier den Seitenwechsel nicht vergessen.

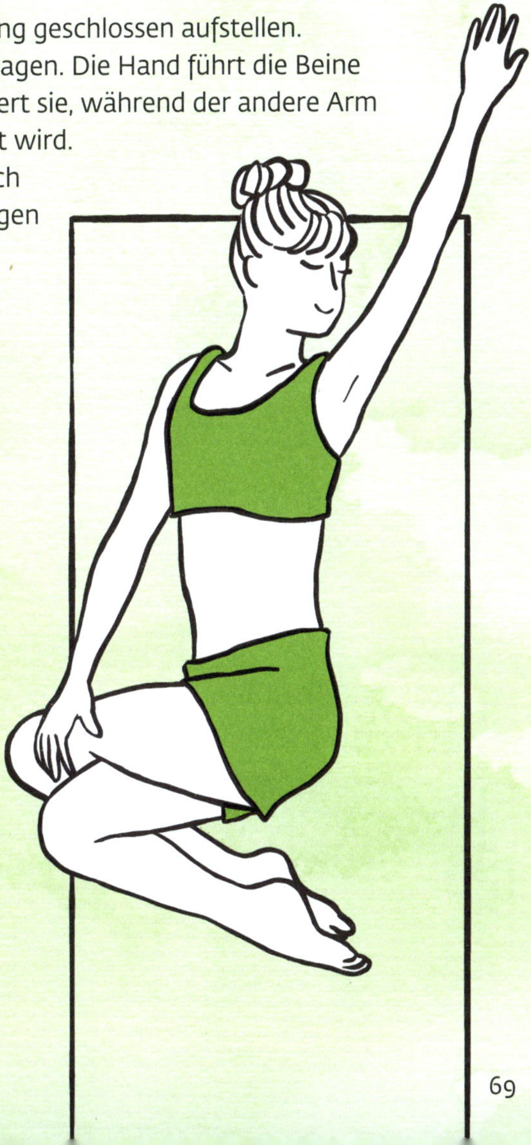

25 | März

Lerne, während der Asanas eine Innenschau zu entwickeln.

26 | März

DU BIST EINMALIG

Einmalig sein
den ureigenen Platz finden
den eigenen Standpunkt einnehmen

Original sein, nicht Kopie
dir genug Zeit lassen
zum Wachsen und Reifen

Tag für Tag
deine Kraft nicht zurücknehmen
über dich selbst hinauswachsen
du selbst werden

PIERRE STUTZ

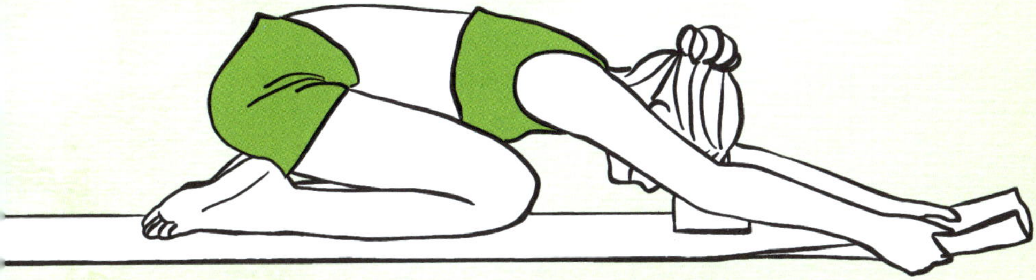

27 | März

ASANA: HELDENSITZ, KOPF ABGELEGT

Adho Mukha Virasana

Die Knie im Vierfüßlerstand etwas breiter stellen, dafür die Füße schließen. Mit lang gestrecktem Oberkörper runterkommen und den Kopf vorne auf einem Klotz ablegen. Den langen Mattenrand mit leicht angewinkelten Armen greifen und nach vorne ziehen, bis die Arme gestreckt sind. Fühlen, dass sich der untere Rücken wohlig längt.

28 | März

ASANA: GIRLANDE AUF DEM STUHL
Malasana

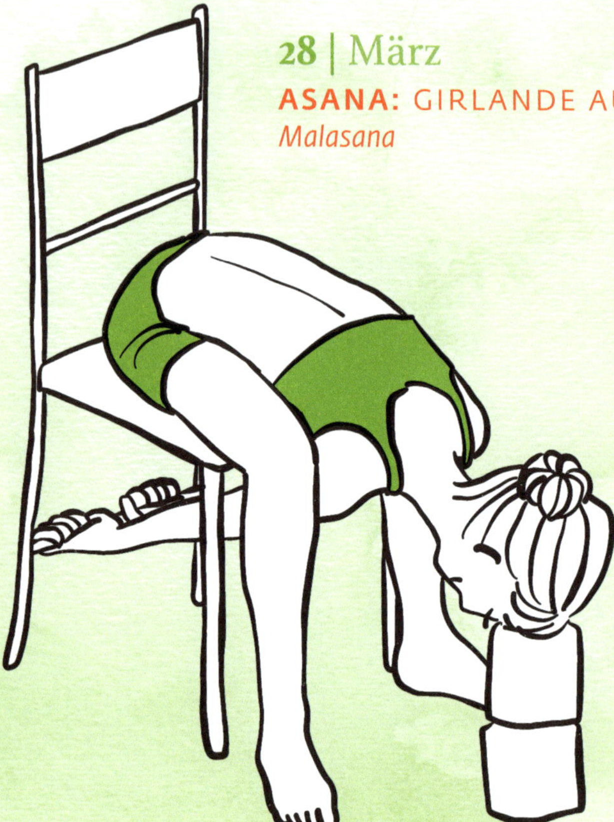

Auf einem Stuhl ganz weit vorne sitzend die Füße etwas mehr als hüftbreit aufstellen. Den Oberkörper und Kopf zwischen den Knien sinken lassen. Am Anfang die Arme verschränken und wie eine Schaukel locker hängen lassen. Nach einiger Zeit die Stirn auf zwei Klötzen ablegen und, wenn möglich, mit den Händen innen im Stuhl die hinteren Stuhlbeine oder Sprosse fassen. Die Längung im Rücken spüren und Entspannung zulassen.

29 | März

Nimm dich in Acht vor negativen Selbstgesprächen – denk daran, du bist derjenige der zuhört.

30 | März

Yoga beschäftigt sich mit der Natur des menschlichen Wesens und seinem Bezug zum Kosmos. Das drückt bereits das Wort „Yoga" aus, was Verbindung oder ans Joch schirren bedeutet. Es kommt von der Sanskritwurzel „yuj", vereinen. Gemeint ist die Verbindung der Seele des Individuums mit der Seele der Kosmos. Der einzelne Mensch sucht in seinem Inneren nach dem Göttlichen. Yoga stellt dafür die systematischen Schritte zur Verfügung.

31 | März

ASANA: REGENERATIVE STUFENBETTHALTUNG, WADEN AUF STUHL ABGELEGT

Savasana mit Stuhl

In der Rückenlage den Kopf mit einer Decke unterlegen. Die Waden auf einer Stuhlfläche ablegen, die Augen schließen und mindestens 7 Minuten verweilen.

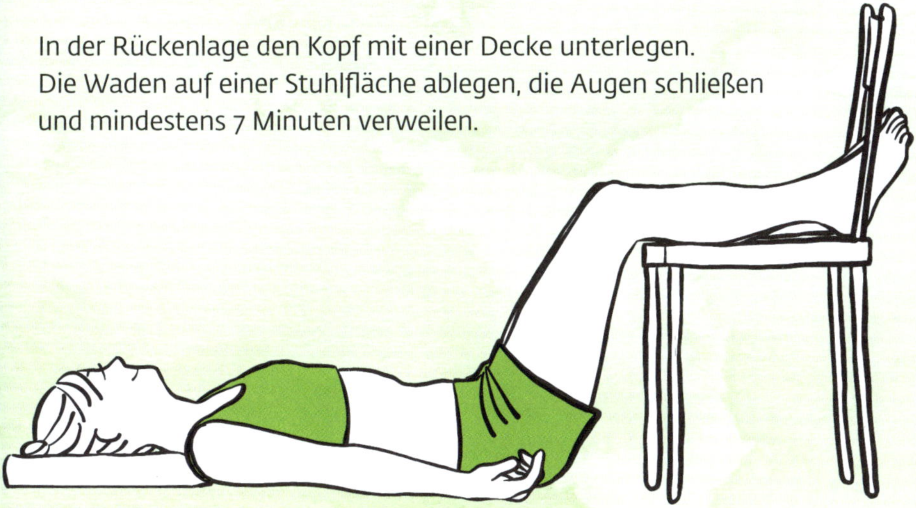

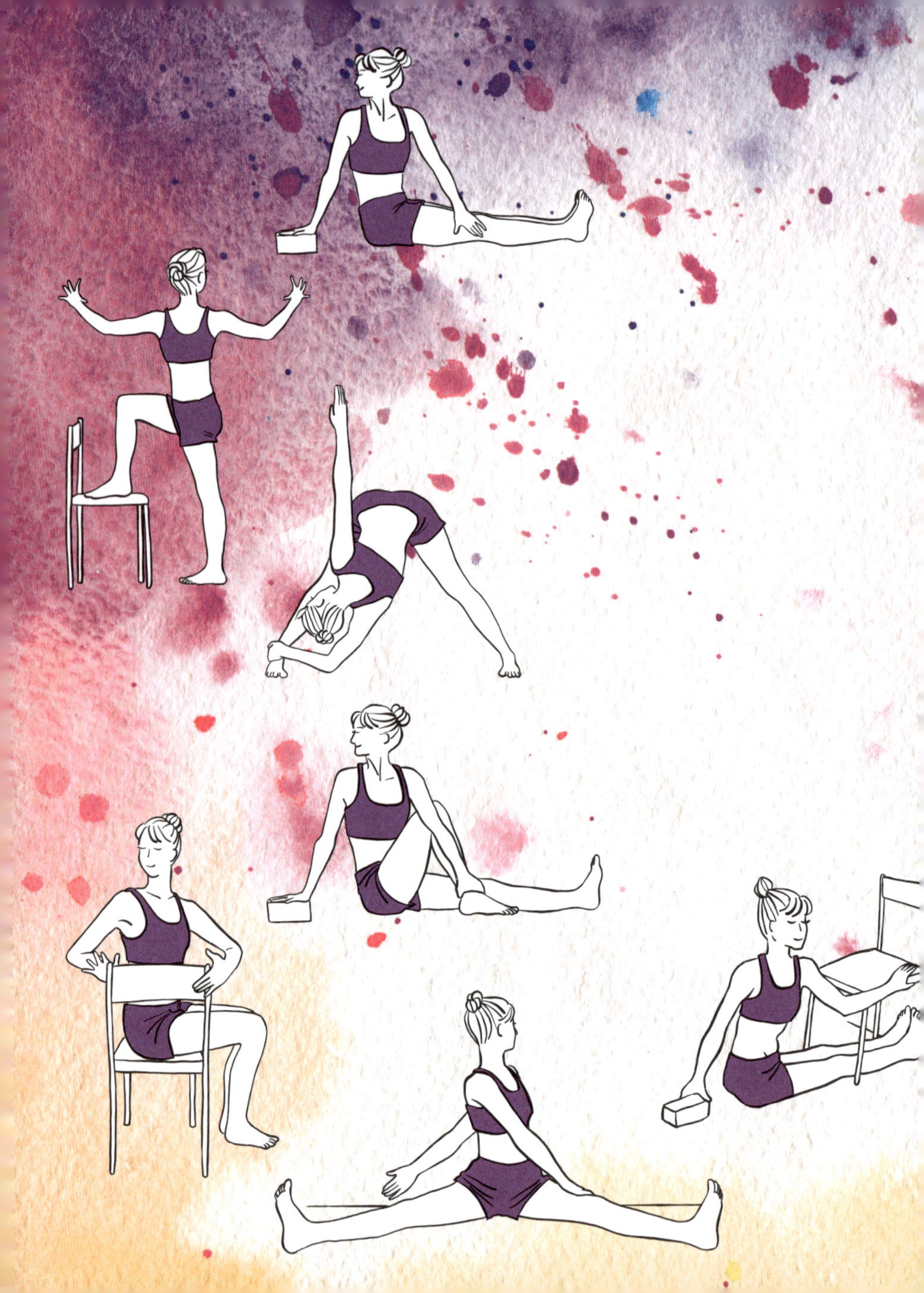

April

Beweglich bleiben

Drehhaltungen nutzen

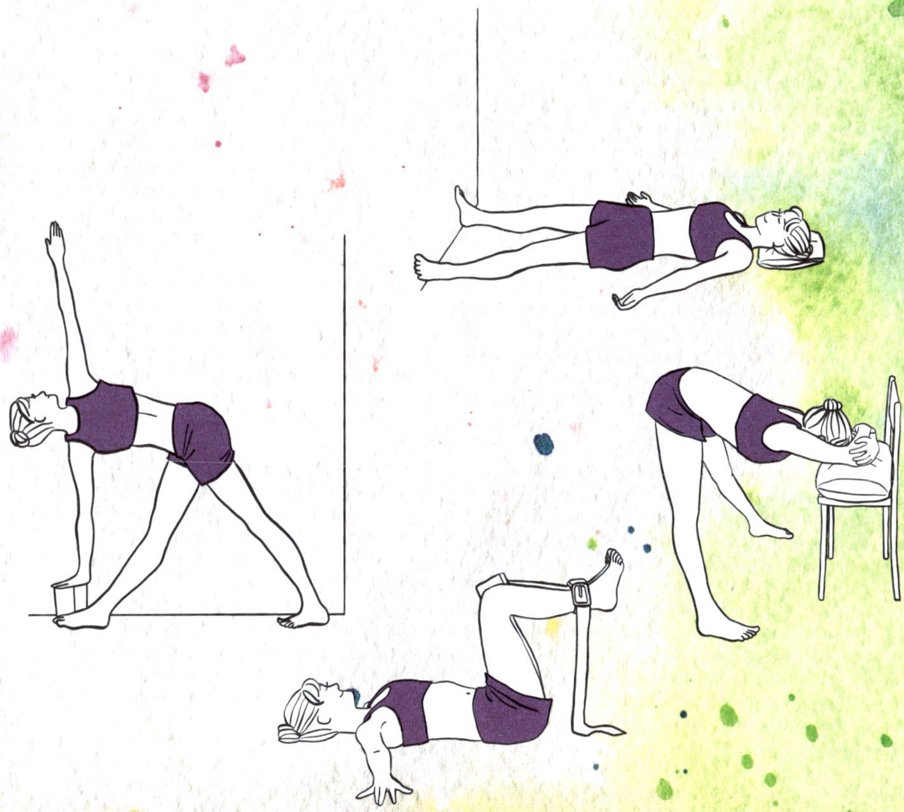

1 | April

Drehungen mobilisieren und weiten den Brustkorb, stimulieren das Verdauungssystem. Sie helfen, die Wirbelsäule weich und beweglich zu halten und können Verspannungen im Rücken lösen. Außerdem sorgen sie für eine Ausgeglichenheit zwischen rechter und linker Körperseite. Das tiefe Atmen in den Drehungen fordert unsere Bauchmuskeln und bringt uns zur Körpermitte. Dadurch wird die notwendige Gelassenheit gefördert, die es braucht, um die Höhen und Tiefen des Lebens zu meistern.

2 | April

Bewegung schmerzt, aber nicht bewegen zerstört, versichert die Ärztin Marry Pullig Schatz in einem Yogaprogramm bei Arthritis.

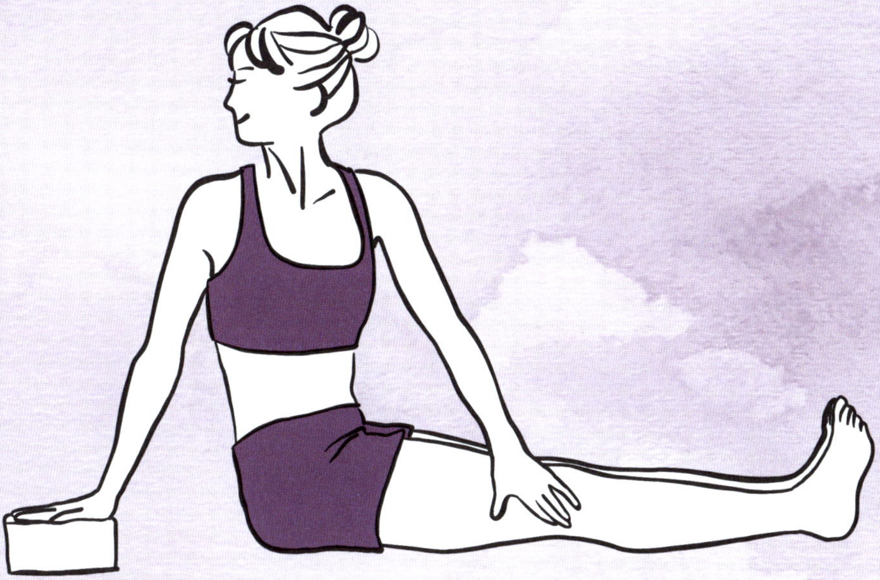

3 | April

ASANA: LANGSITZ MIT DREHUNG

Dandasana mit Parshva Urdhva Hastasana

Mit gestreckten, geschlossenen Beinen auf einer Wolldecke sitzend die Arme heben und zu einer Seite drehen. Mit den Armen auf dieser Seite runterkommen. Eine Hand greift den Oberschenkel, die andere wird hinter dem Rücken auf einen Klotz gestützt. In die Drehung atmen.

4 | April

JETZT

Auf der Matte bleiben
auch wenn es zwickt
hier und da
auch wenn es zwackt
Geduld atmen
in die verknoteten
verhärteten Gedanken
immer wieder
Geduld
und dem Schmerz
nicht das letzte Wort lassen

ISABELLA SCHNEIDER

5 | April

Hatha Yoga lehrt uns, den Körper als den Bogen zu benutzen, die Asana wie den Pfeil und die Seele als das Ziel, so bringt es B.K.S. Iyengar auf den Punkt.

6 | April

ASANA: DREHUNG ZUR WAND MIT STUHL

Utthita Marichyasana

Mit der rechten Schulter zur Wand/Tür in der Berghaltung stehen. Den rechten Fuß auf die Stuhlfläche stellen und die Arme nach oben heben. Dann aus der Mitte heraus zur Wand drehen und die Fingerkuppen in weitem Abstand in Schulterhöhe gegen die Wand drücken. Mit der Hand fester drücken, zu der Seite gedreht wurde, um die Schultern möglichst parallel zur Wand auszurichten.
Den Seitenwechsel nicht vergessen.

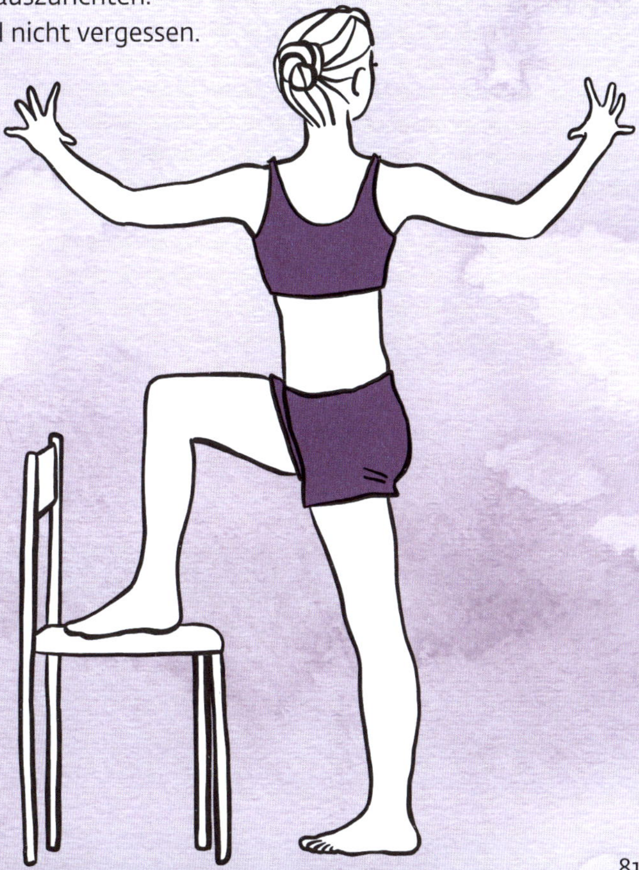

7 | April

Worte können den Wert von Yoga nicht vermitteln,
er muss erfahren und gespürt werden.

8 | April

Yoga unterscheidet sich von anderen Formen der Körpertherapie, weil er die ganze Person miteinbezieht. Die Dehnungs-und Kräftigungsübungen sind deshalb so wirkungsvoll, weil das eigene Bewusstsein in einer meditativen Art auf die Bewegung, die Haut- und Muskelempfindungen und den entspannten Atem gelenkt wird. Wie kaum anderswo wirken Geist und Körper zusammen.
Die beste Voraussetzung für Entspannung und Heilung.

9 | April

ASANA: GEGRÄTSCHTE STANDHALTUNG MIT DREHUNG / „WINDMÜHLENARME“

Parshva Prasarita Padottanasana

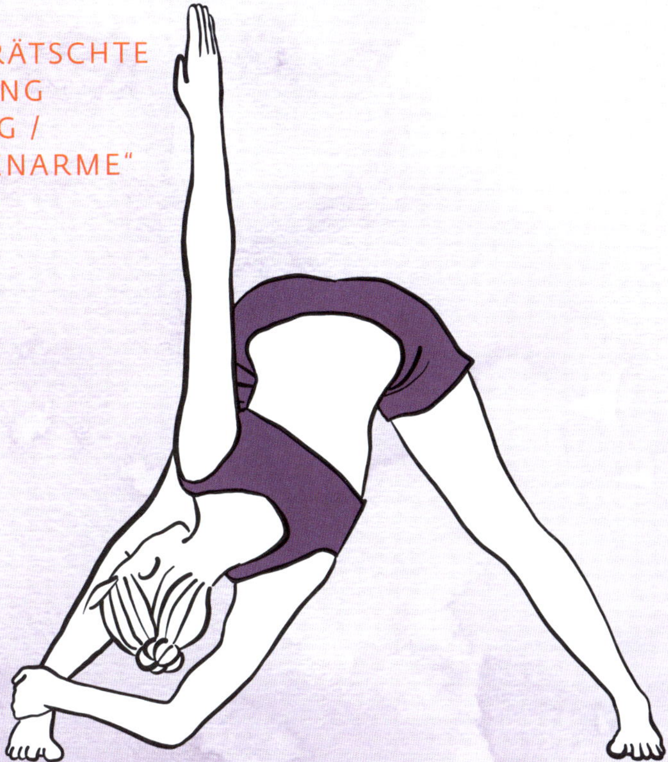

Vor sich zwei Klötze hochkant schulterbreit aufstellen.
In weiter Grätsche stehend die gestreckten Arme heben. Sobald die Beine fest angespannt sind mit Oberkörper und Armen nach vorne und unten kommen und sich mit den flachen Händen auf den Klötzen abstützen. Dann sucht die rechte Hand das linke Fußgelenk, während der linke Arm wie ein Windmühlenflügel weit nach oben ausgestreckt wird. Der Blick folgt der gehobenen Hand. Die Hand am Fuß als Anker hilft, sich kräftig seitlich zu drehen und anzuheben. Die Seite nach einigen Atemzügen tauschen.

10 | April

Die Wirbelsäule ist von größter Bedeutung. Die eines Kindes ist noch weich und leicht und bleibt es noch eine ganze Zeit. Die Wirbelsäule eines Erwachsenen hingegen ist in der Regel schwer und unbeweglich. Das Ziel des Yoga ist es unter anderem, schlechte Gewohnheiten aufzubrechen und die Wirbelsäule so zu gestalten, dass die ursprüngliche Weichheit wieder möglich wird.

NACH VANDA SCAVARELLI

11 | April

Yoga ist für alle da!
Im Yoga gibt es kein „Sie können nicht …".
Denn Yoga kann den Bedürfnissen jeder Person angepasst werden.
Man muss nur bereit sein, etwas wirklich durchzuziehen.
Man muss Gesundheit und Gelassenheit wählen.

12 | April

ASANA: DREHSITZ AM BODEN SITZEND

Marichyasana

Diese Stellung heißt eigentlich „Sitz des Weisen". Mit gestreckten geschlossenen Beinen auf dem Boden sitzend sich zunächst in der Wirbelsäule gut aufrichten. Dann den rechten Fuß in Kniehöhe aufstellen. Beide Arme nach oben strecken und aus der Körpermitte nach rechts drehen. Den linken Arm außen am aufgestellten Knie als Hebel einsetzen, der die Drehung intensiviert. Durch das Aufstützen der rechten Hand hinter dem Rücken am Boden oder auf einem Klotz ein Zurücklehen oder Krummwerden verhindern. Nach einigen tiefen Atemzügen die Seite wechseln.

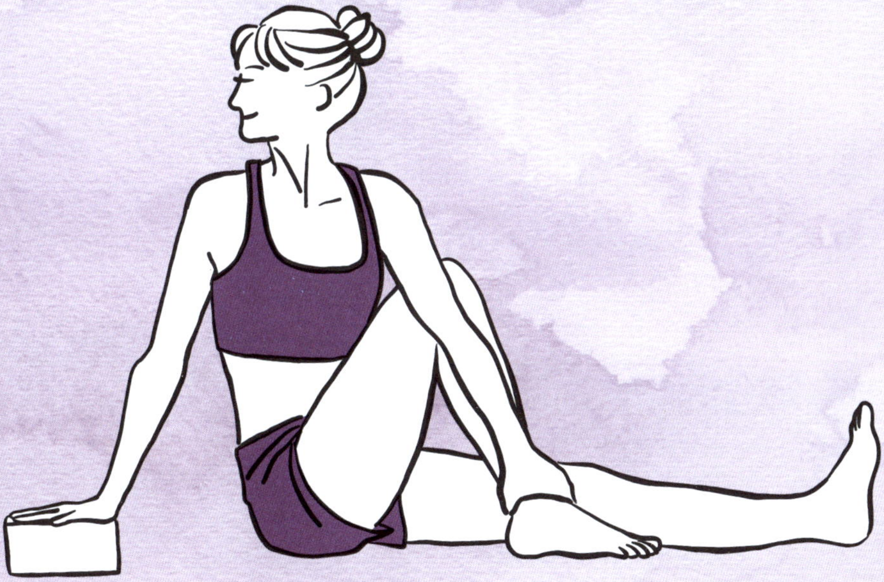

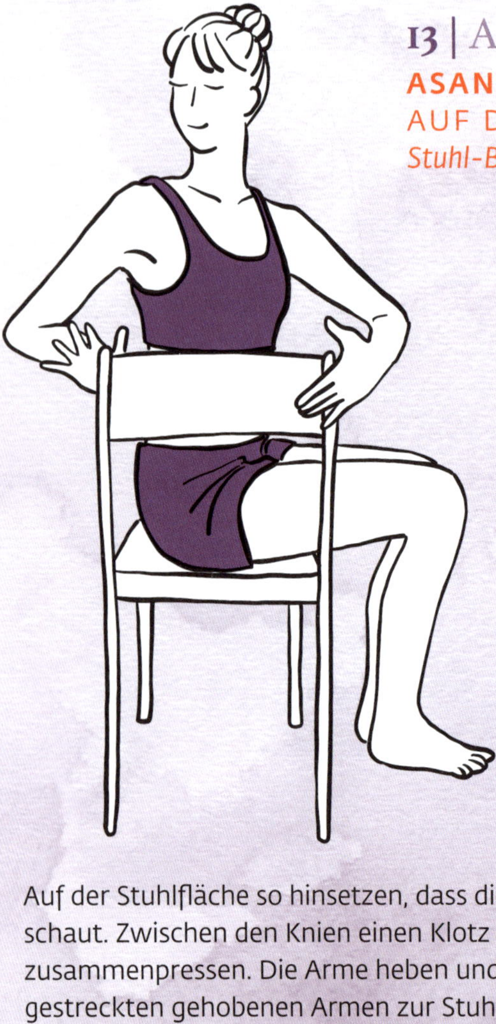

13 | April

ASANA: DREHUNG AUF DEM STUHL SITZEND

Stuhl-Bharadvajasana

Auf der Stuhlfläche so hinsetzen, dass die rechte Schulter zur Lehne schaut. Zwischen den Knien einen Klotz einklemmen und fest zusammenpressen. Die Arme heben und mit dem Oberkörper und den gestreckten gehobenen Armen zur Stuhllehne drehen. Die Arme senken und mit dem rechten Handballen gegen die Lehne drücken, während die linken Finger an der Lehne zurückziehen. Spüren, wie sich die „Rück-Sicht“ intensiviert. In die Drehung im Körper atmen.
Danach die Seite tauschen.

14 | April

Warte nicht
auf einen glücklichen Tag!
Öffne die Augen und schaue
das Glück, dass dieser Tag dir
zu schenken vermag.

Warte nicht
auf eine schöne Stunde!
Öffne die Ohren und höre
wie schön die Stunde ist,
die dir gerade schlägt.

Warte nicht
auf den erregenden Augenblick!
Öffne die Sinne und spüre
wie erregend der Augenblick ist,
der dich jetzt berührt.

Warte nicht
auf ein erfülltes Leben!
Öffne dich für den Augenblick
und du wirst spüren
wie sich dein Leben von selber erfüllt.

CHRISTIAN BUCK

15 | April

Übe dich im Yoga mit tiefer Konzentration und Achtsamkeit, so dass sich deine Bewegung mit dem Atem verbindet und Atem und Bewegung eins werden, empfiehlt B.K.S. Iyengar.

16 | April

ICH LIEBE IHN

ich liebe ihn
meinen vielseitigen
wunderbaren
einzigartigen
körper

ich staune
wenn ich mich damit beschäftige
was er alles kann
was er selbständig regelt
wie sensibel er reagiert
ich bin dankbar
dass er meistens
so gut mitmacht
sich immer wieder
regeneriert
ich mich weitgehend
auf ihn verlassen kann

ich lerne
ihn zu lieben
mit seinen fehlern
seinen einbrüchen
seinem alterungsprozess
und liebe ihn damit
noch mehr

BEATE SCHLUMBERGER

17 | April

ASANA: GEDREHTER SITZENDER WINKEL MIT WAND

Parshva Upavishta Konasana

Auf einer Decke sitzend, mit dem Rücken etwa zwei Fußlängen von der Wand entfernt, die Beine weit auseinandergrätschen und die Beinrückseite zum Boden drücken. Die gestreckten Arme heben und zu einer Seite drehen. Eine Hand drückt von außen gegen das Bein, die andere stützt gegen die Wand in Schulterhöhe. Nach einigen Atemzügen die Seite wechseln.

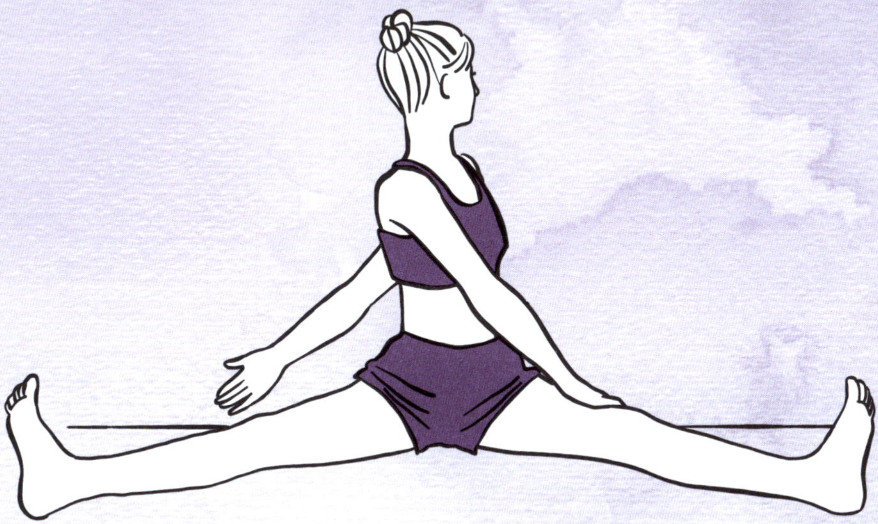

18 | April

USE IT OR LOOSE IT!

Gebrauche deinen Körper, forme ihn, bewege ihn, spüre in ihn hinein.
Ohne dies wird er ansonsten im Laufe der Zeit immer mehr
seiner Kraft und Beweglichkeit verlieren.
Wer Yoga übt, bleibt bis ins hohe Alter beweglich,
wird von Schmerzen befreit und kann in Fülle leben.

CLAUDIA PETERS

19 | April

Yoga ist ein Tanz zwischen Kontrolle und Hingabe –
zwischen Drängen und Loslassen –
und wann man drängt und wann man loslässt,
wird Teil des kreativen Prozesses,
Teil der ergebnisoffenen Erkundung des eigenen Seins.

JOEL KRAMER

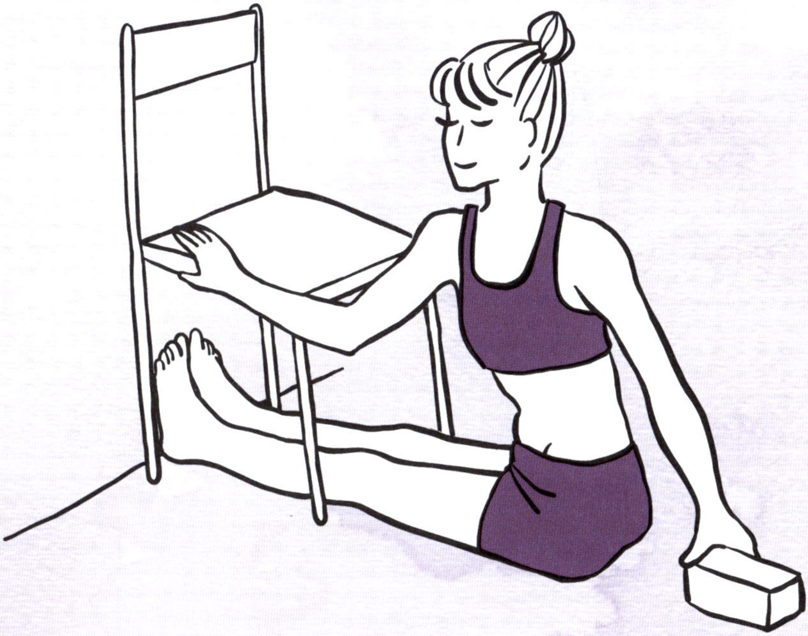

20 | April

ASANA: GEDREHTE INTENSIVE VORWÄRTSSTRECKUNG MIT STUHL UND WAND

Parivritta Pashimottanasana

Im Langsitz mit den Füßen gegen die Wand gestützt auf einer Decke sitzend einen Stuhl vor sich über die Beine stellen. Mit beiden Händen die Lehne greifen, während die Ellenbogen auf die Stuhlfläche drücken. Dann die rechte Hand zur rechten Lehne bringen und den Unterarm auf dem Stuhl platzieren, während die linke Hand seitlich auf dem Boden aufstützt. Darauf achten, dass beide Beine gestreckt und zusammenbleiben. In die Drehung fühlen und den Atem trotz des etwas zusammengedrückten Zwerchfells fließen lassen.

21 | April

Töte nicht den Instinkt des Körpers für eine prächtige Haltung, empfiehlt die italienische Yoga-Lehrerin Vanda Scaravelli.

22 | April

Der Mensch opfert seine Gesundheit, um Geld zu machen.
Dann opfert er sein Geld, um seine Gesundheit wieder zu erlangen.
Und dann ist er so ängstlich wegen der Zukunft,
dass er die Gegenwart nicht genießt.

DALAI LAMA

23 | April

ASANA: GEDREHTES DREIECK ZUR WAND

Parivritta Trikonasana

Mit der rechten Schulter zur Wand in einem großen Ausfallschritt stehen. Neben dem vorderen rechten Innenfuß ein oder zwei Klötze positionieren. Mit den Armen eine große Scherbewegung machen. Dabei kommt der linke gestreckte Arm vor und der rechte nach hinten. Mit dem linken gestreckten Arm den Oberkörper nach vorne ziehen und dann mit der linken Hand runterkommen auf den Klotz, während die rechte Hand gegen die Wand drückt und so Brust und Schultern noch

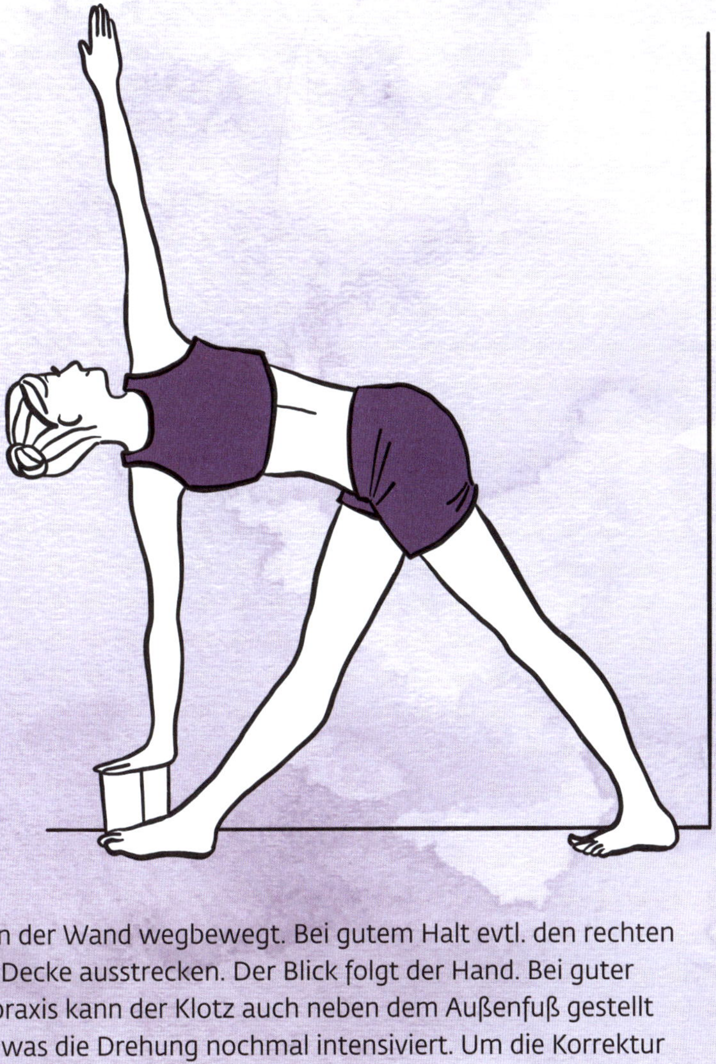

mehr von der Wand wegbewegt. Bei gutem Halt evtl. den rechten Arm zur Decke ausstrecken. Der Blick folgt der Hand. Bei guter Übungspraxis kann der Klotz auch neben dem Außenfuß gestellt werden, was die Drehung nochmal intensiviert. Um die Korrektur und Hilfe der Wand zu nutzen, kann die rechte Hand auch an der Wand gestützt bleiben. Nach einigen Atemzügen intensiven Reinspürens die Seite wechseln.

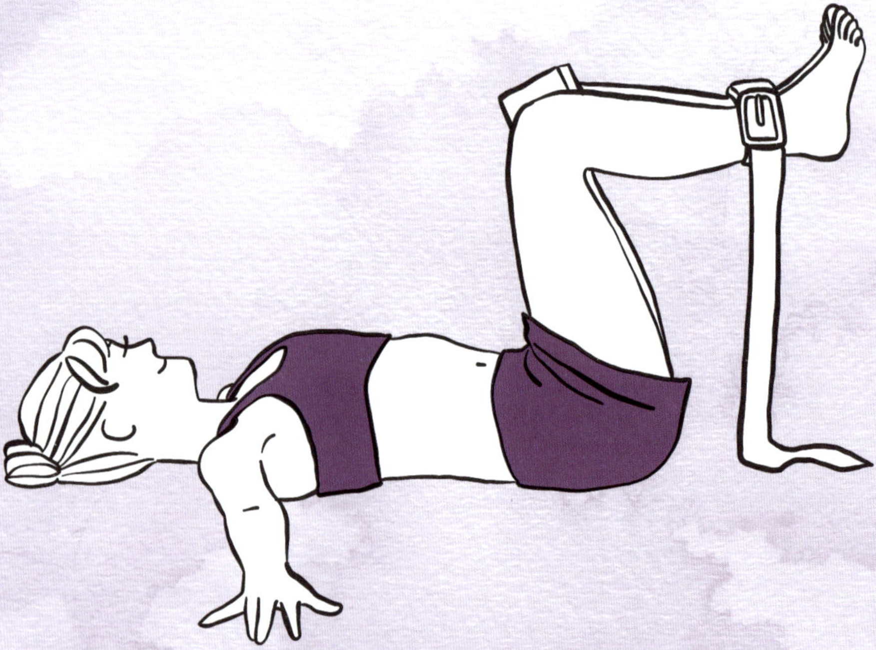

24 | April

ASANA: KROKODIL

Makarasana

Den Namen hat diese Haltung, weil die zur Seite abgelegten Beine an das Maul eines Krokodils erinnern. Die Fußgelenke mit einem Gurt zusammengebunden und ein Klotz zwischen den Knien flach eingeklemmt in der Rückenlage die Beine im Stufenbett halten. Die Arme in Schulterhöhe am Boden ablegen und dann die Beine vollständig zur Seite im Stufenbett ablegen. Dabei den Klotz die ganze Zeit pressen und spüren, wie der Rumpf bzw. die Bauchorgane gedreht werden.

25 | April

YOGA-STUNDE

Mich nicht mit anderen vergleichen
einfach ich selbst sein
so wie ich heute bin
mit meinen Möglichkeiten
und Grenzen
mich fordern
aber nicht überfordern
auf meinen Körper hören
ihm geben
was er heute gerade braucht
dankbar sein
für das Spüren
neuer Muskeln
für neue Bewegungs-
und Atemräume

ANNA TOMCZYK

26 | April

Allen Asanas wohnt eine wunderschöne Form, Anmut und Eleganz inne. Sie spenden Kraft und machen den, der Yoga übt, hart wie einen Diamanten und gleichzeitig weich wie eine Blume.

27 | April

Auf jeder Stufe des spirituellen Wachstums
ist der größte Verbündete,
den du finden kannst, dein Körper.

DEEPARK CHOPRA

28 | April

ASANA: INTENSIVE BEINSTRECKUNG, GELEHNT UND GESTÜTZT

Prasarita Padottanasana

Mit etwas Abstand zur Wand mit weit gegrätschten Beinen stehend das Becken an der Wand anlehnen. Vor sich einen Stuhl mit Bolster auf der Stuhlfläche bereitstellen. Den Oberkörper nach vorne strecken und mit den Händen auf dem Bolster abstützen. Auch die Stirn auf dem Bolster ablegen und die Arme oberhalb des Kopfes verschränken.
Zur Ruhe kommen. Spüren, dass in dieser Stellung der Körper wieder gerade ausgerichtet und stabilisiert wird.

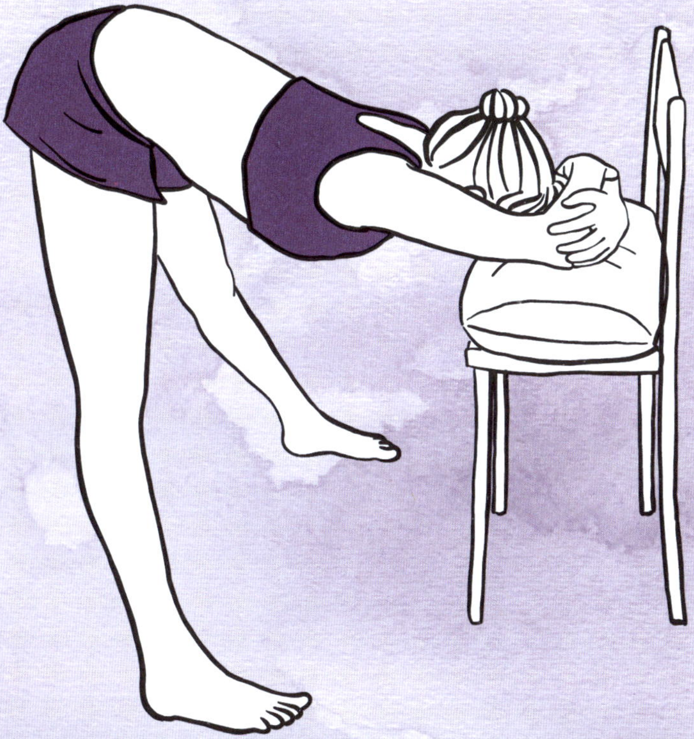

29 | April

YOGA ÄNDERT UNSERE WAHRNEHMUNG

Mit dem Wohlgefühl nach einer intensiven Praxis nehmen wir Lärm, Stress und Druck anders wahr. Wir ruhen in uns, fühlen uns nicht getrieben, entwickeln Verständnis für unsere Situation und sehen Dinge nicht mehr so eng. Plötzlich geht mehr. Sind Sorgen weniger groß, spüren wir eine eigene Energie, die uns nicht aufgeben und uns ganz wach und klar erkennen lässt, was wirklich und wahrhaftig ist. Je intensiver wir Yoga praktizieren, desto wacher wird unser Verstand und desto weniger leben wir mit Illusionen und Begrenzungen.
Wir erfahren Wahrhaftigkeit.

CHRISTIAN BUSEMANN

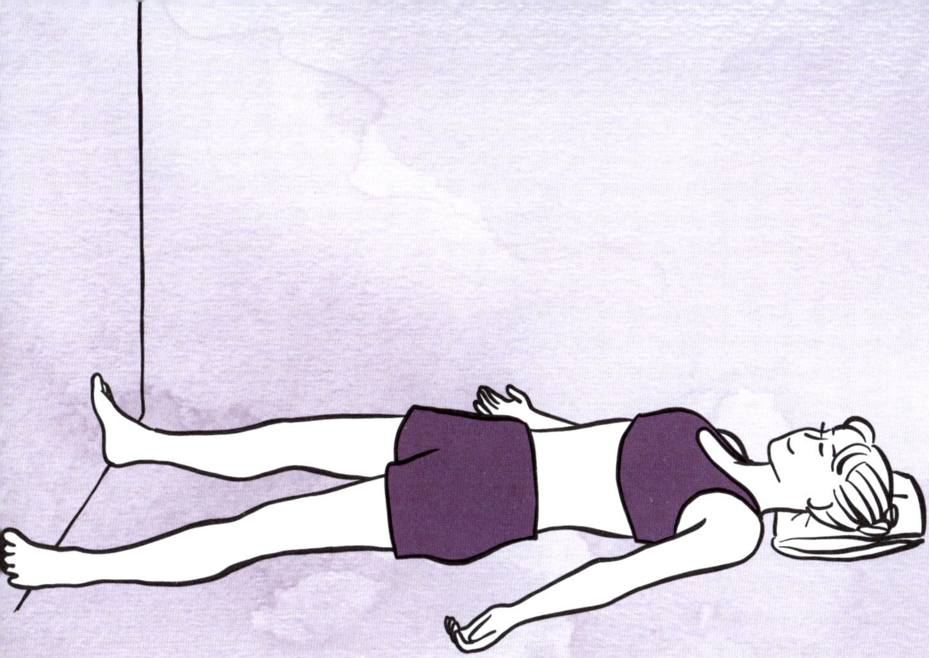

30 | April

ASANA: TOTENSTELLUNG MIT FÜSSEN AN WAND

Savasana

Etwas zu nah zur Wand in der Rückenlage mit den Füßen Richtung Wand ablegen, so dass die Beine noch nicht gestreckt sind. Das Becken schwer liegen lassen, während die Füße gegen die Wand drücken, bis die Beine gestreckt sind. Fühlen, wie der untere Rücken in die Länge gezogen wird. Den Kopf und Nacken mit einer Wolldecke unterlegen und entspannen.

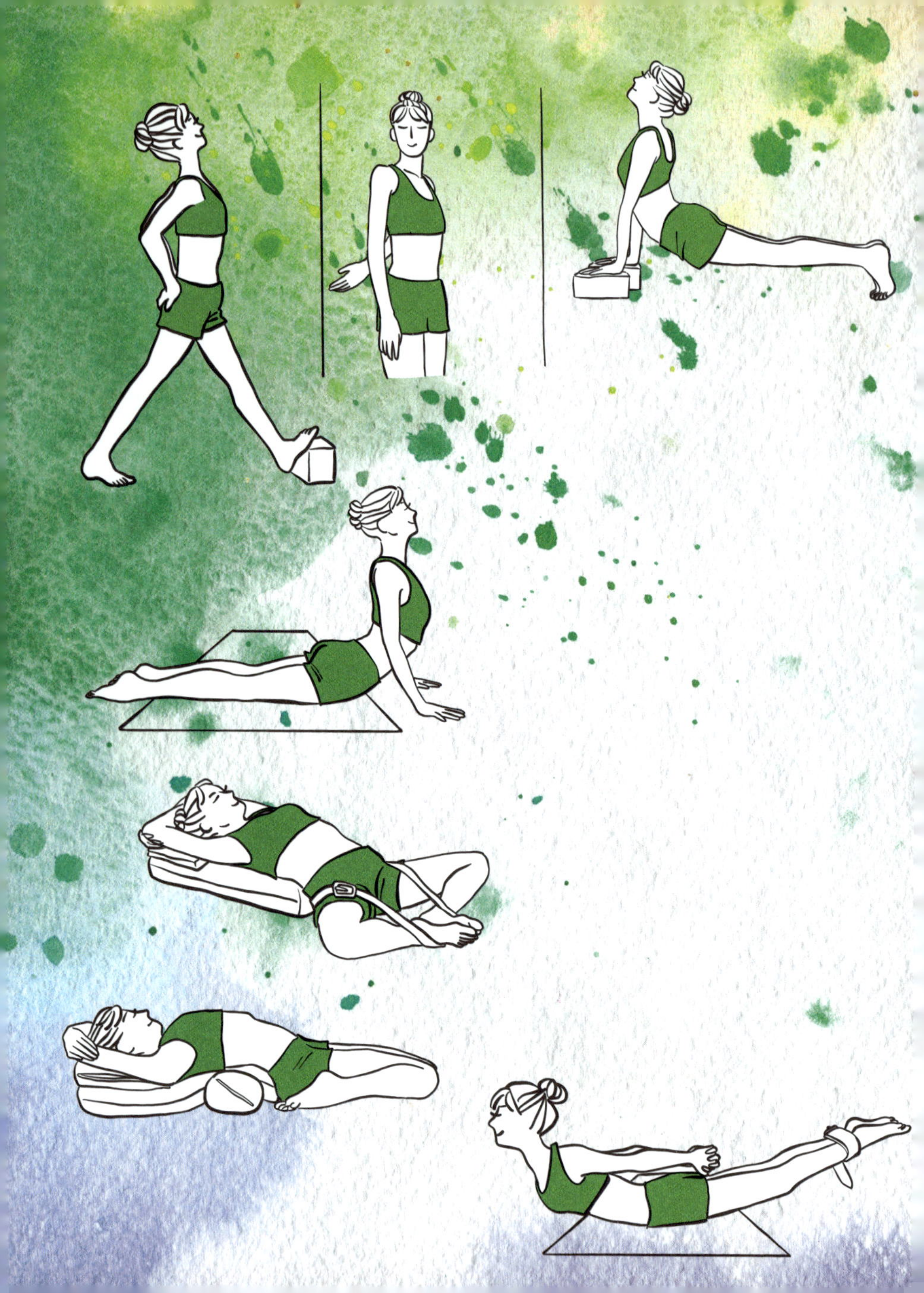

Mai

Mitgefühl und Liebe entwickeln für sich und andere

Beweglichkeit in der Brustwirbelsäule fördern und das Herz öffnen

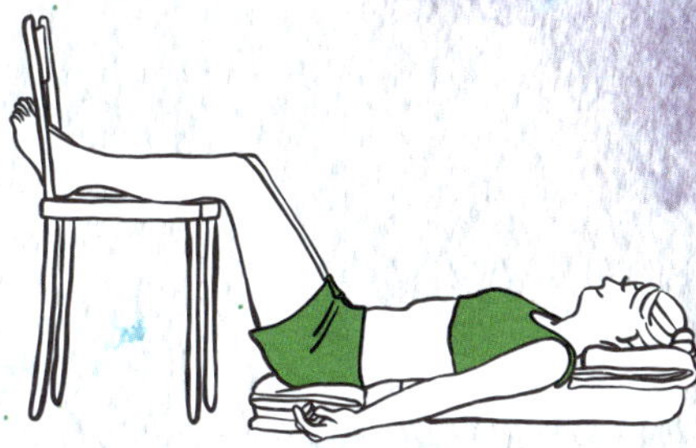

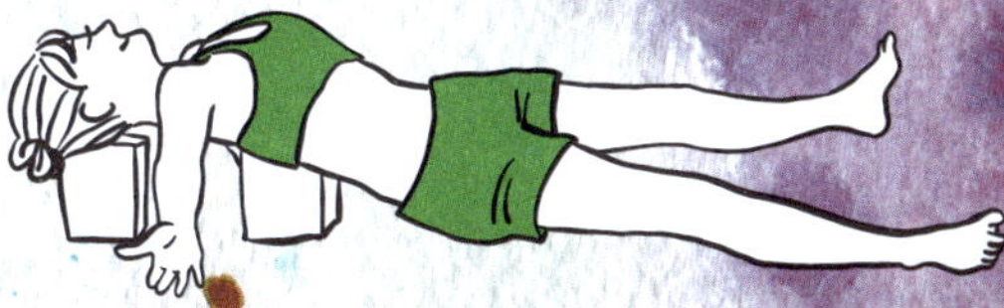

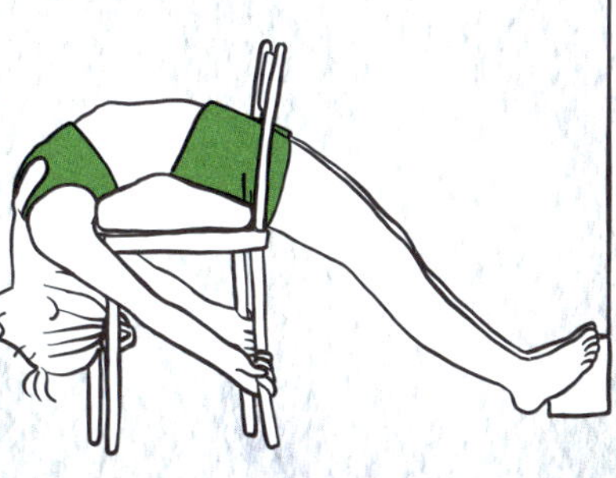

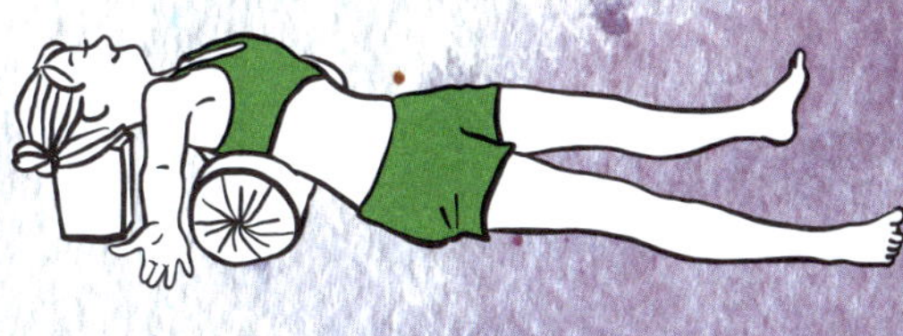

1 | Mai

Wenn wir Yoga einsetzen als Zugang zum Körperbewusstsein, lehrt er uns alle möglichen Dinge. Wir lernen unseren eigenen Körper ganz von innen her kennen ... Wenn wir Yoga üben, lassen wir Spannungen los, aber diese Spannungen sind gar nicht immer Spannungen des Körpers, sie können auch im Herzen liegen, in der Seele oder auf der Ebene unserer Gefühle. Wenn wir diese Spannungen lösen, können wir mit uns selbst in Kontakt kommen, und zwar auf einer sehr tiefen Ebene. Es ist wie die innere Erfahrung nach Hause zu kommen.

JON KABAT-ZINN IN EINEM INTERVIEW MIT BILL MOYERS

2 | Mai

Öffne dein Herz für die Gegenwart Gottes
in der Begegnung im Körper.

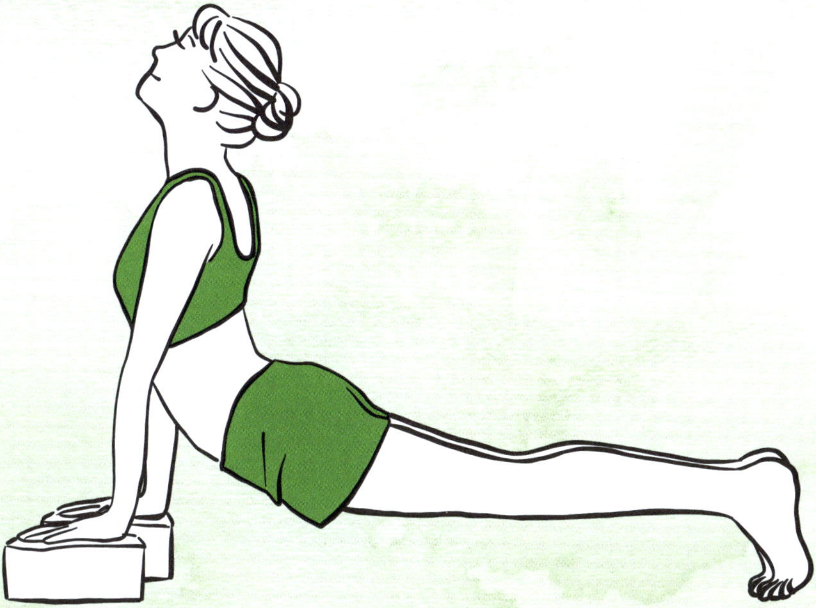

3 | Mai

ASANA: DER NACH OBEN SCHAUENDE HUND

Urdhva Mukha Svanasana

In der Bauchlage am Boden zwei Klötze neben dem Brustkorb positionieren. Die flachen Hände auf die Klötze setzen, während die Stirn noch am Boden gestützt liegt. Die Vorderfüße aufstellen. Mit den Händen fest auf die Klötze pressen bis die Arme ganz durchgestreckt sind, und Becken und Oberkörper angehoben. Die Beine bleiben in der Haltung angespannt. Darauf achten, dass die Schultern über den Händen sind und von den Ohren wegziehen. Den Blick zur Decke heben. Mit den Vorderfüßen den Körper noch etwas nach vorne drücken und spüren, wie der Brustkorb sich zwischen den Oberarmen hebt und weitet. Nach einigen Atemzügen in der Bauchlage ausruhen oder in den nach unten schauenden Hund gehen.

4 | Mai

Es muss von Herzen kommen,
was auf Herzen wirken soll.

JOHANN WOLFGANG VON GOETHE

5 | Mai

Das Herz des Menschen ist von den unzähligen Vorgängen, die sich im Körper abspielen keineswegs losgelöst, daran erinnert uns Norman Cousins. Er sagt, dass es vielmehr der Höhepunkt, die Anlaufstelle all dessen, was im Körper als Ganzem nicht oder nur halb funktioniert, ist. Cousins meint, dass das Herz von einer grenzenlosen Verletzlichkeit ist, und dies angesichts all der Ängste, Beleidigungen und Angriffe, denen Geist, Seele und Körper ausgesetzt sind.

6 | Mai

ÜBUNG: BRUSTÖFFNUNG AN DER WAND

Seitlich dicht neben der Wand stehend den Arm, der zur Wand schaut, anwinkeln und Handfläche und Unterarm an die Wand drücken. Den Oberkörper behutsam von der Wand wegdrehen ohne den Kontakt zur Wand zu verlieren. Behutsam in den Dehnungsreiz im Brustmuskel spüren. Mindestens 5 Atemzüge verweilen und dann die Seite tauschen.

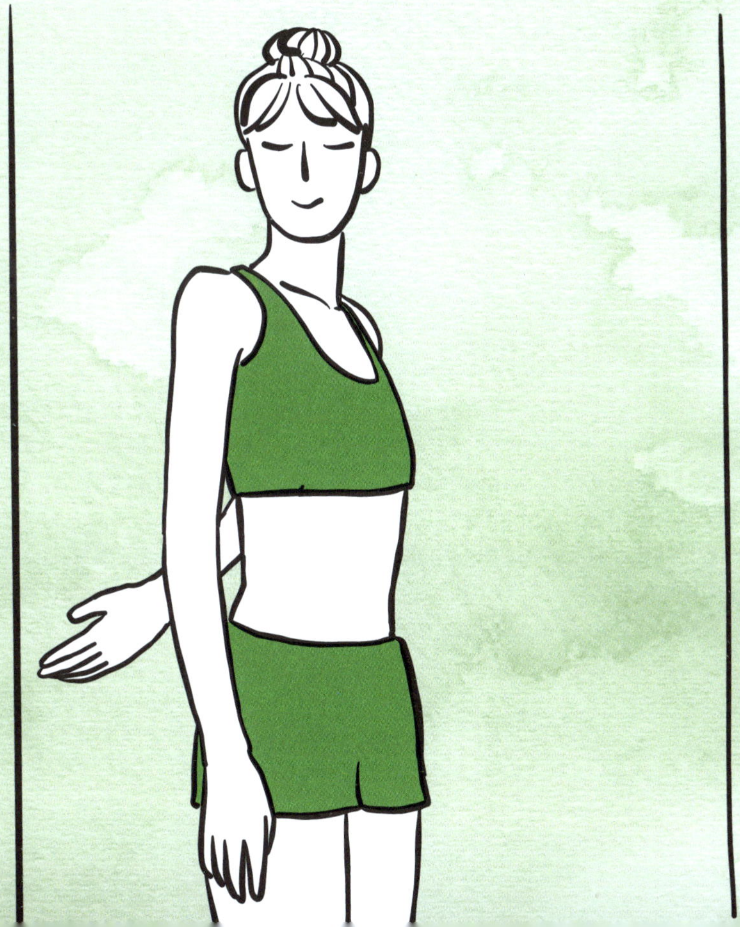

7 | Mai

Was immer beweglich ist und in Fluss, kann wachsen,
was immer verhärtet und blockiert ist, wird welken und vergehen.

TAO TE CHING

8 | Mai

B.K.S. Iyengar sagt, dass regelmäßige Yoga-Übungen helfen, der Hektik des Alltags gelassen und standhaft entgegenzutreten. Und auch wenn der Körper altert, und er weniger zu tun vermag, gibt es doch Feinheiten, die sich enthüllen und für einen jüngeren und athletischeren Körper nicht wahrnehmbar wären. Er fordert uns auf, Liebe und Zuneigung für den Körper zu entwickeln, für das, was er für uns tun kann. Die Liebe muss sich bis in die winzigste Pore der Haut, die winzigste Zelle des Körpers hineininkarnieren, damit diese intelligent werden und in der großen Republik des Körpers mit all den anderen zusammenarbeiten kann.

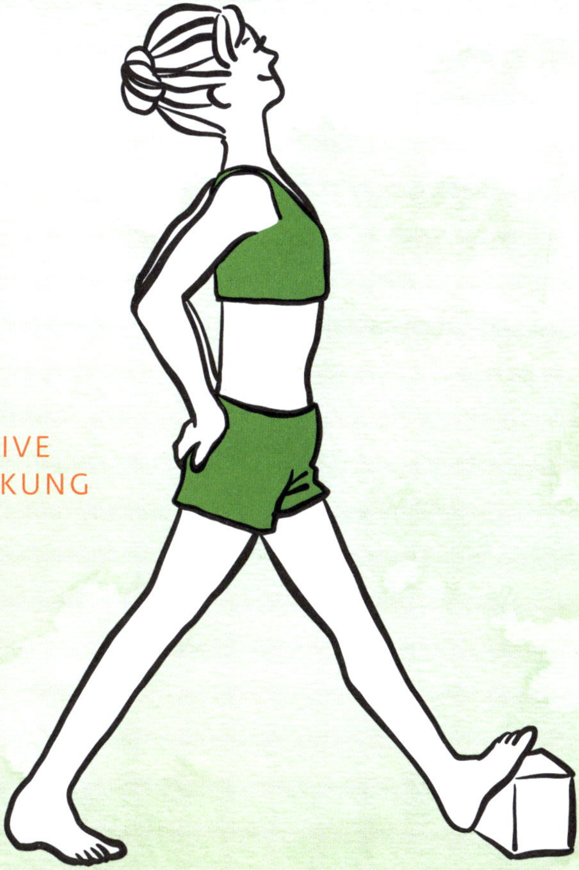

9 | Mai

ASANA: INTENSIVE FLANKENSTRECKUNG

Parsvottanasana

Einen Klotz für den vorderen Fuß auf der Matte quer vor sich legen und einen Vorderfußballen auf der Kante aufstellen. Mit dem anderen Fuß in eine große Schrittstellung zurückgehen. Die Hände am Becken stützen und die Ellenbogen aufeinander zu ziehen. Den Blick nach oben richten und mit dem Oberkörper eine leichte Rückbeuge machen. Darauf achten, dass die Hüftknochen und Schultern parallel nach vorne ausgerichtet bleiben.

10 | Mai

WELLNESS-TAG

Eine halbe Stunde unter Apfelbäumen beten,
durch den Wald laufen mit ausgebreiteten Armen.
Yoga üben, ohne auf die Uhr zu schauen,
und eine Mahlzeit ganz in Frieden zubereiten.
Meine Hoffnung mit guten Nachrichten nähren,
mit der besten Freundin laut lachen.
Mit den Zehenspitzen das nasse Gras kitzeln,
das Wunder fühlen, das wir alle sind.
Mit großem Vergnügen Schäfchenwolken zählen,
hüten und behüten, was mir anvertraut.
Mir gut sein, von nun an bis in Ewigkeit,
in der Liebe von Himmel und Erde Ruhe finden.

CORNELIA ELKE SCHRAY

11 | Mai

Genieße die kleinen Dinge im Leben,
denn eines Tages wirst du zurückblicken und realisieren,
dass es die großen waren.

KURT VONNEGUT

12 | Mai

ASANA: DIE KOBRA

Bhujangasana

Diese energetisch aktivierende Rückbeuge wird aus der Bauchlage gemacht. Die Füße sind geschlossen und Zehen nach hinten gestreckt, die Hände dicht neben dem Brustkorb aufstützen um Kopf, Brustkorb und Bauch zu heben. Die Arme sind am Schluss, wenn möglich, gestreckt. Den Blick geradeaus halten und spüren, wie durch die zurückgezogenen Schulterköpfe und den geweiteten Brustkorb Freiheit und Offenheit entstehen. Diese Haltung wirkt einem Rundrücken entgegen. **Tipp**: Die Hände kräftig in den Boden pressen und wie zu sich heranziehen. Die Intensivierung spüren und atmen. Dabei darauf achten, dass die Wirbelsäule in ihrer gesamten Länge an der Dehnung beteiligt ist und Kreuz- und Schambein während der Haltung nach unten gedrückt bleiben.

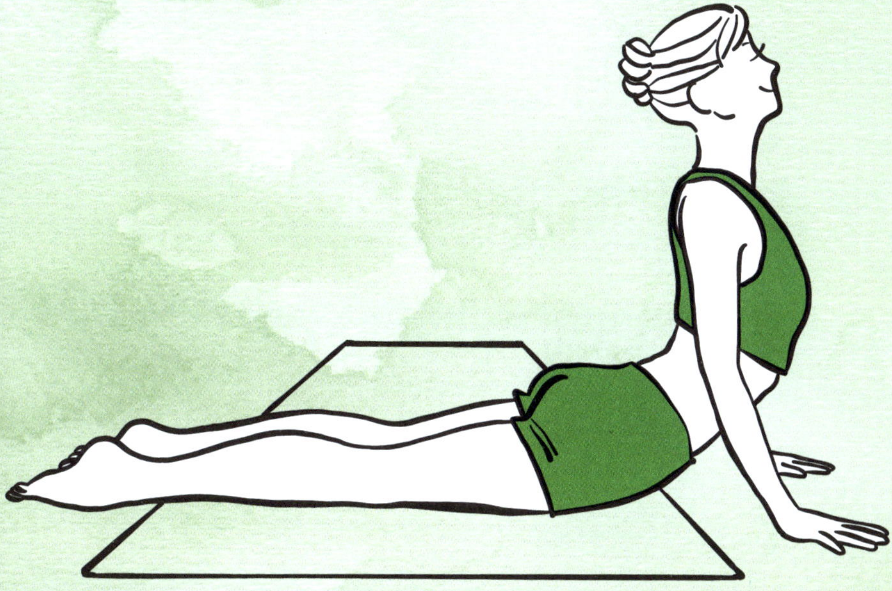

13 | Mai

Ganz gleich, wie beschwerlich dein Gestern war,
stets kannst du im Heute von neuem beginnen.

BUDDHA

14 | Mai

LEICHTEN SCHRITTES

Es ist anstrengend,
die eingezogenen Schultern zu lösen,
den nach unten geneigten Kopf aufzurichten,
den gesenkten Blick zu heben und
den gebeugten Rücken gerade zu machen,
wenn man es willensgesteuert tut.
Mit Yoga geht es wie von selbst:
ein wenig strecken,
etwas drehen und wenden,
tief ein- und ausatmen,
in Balance kommen.
Dem Perfektionismus Adieu sagen und
über Schwächen leichten Herzens hinwegsehen.
Ohne dass ich es bemerkte, sind
Freude, Standfestigkeit und Lebenskraft
zu Besuch gekommen.
Die Angst hat sich davon gemacht.
Mein Körper hat sich aufgerichtet.
Ich gehe leichten Schrittes in den Tag.

CAROLA VAHLDIEK

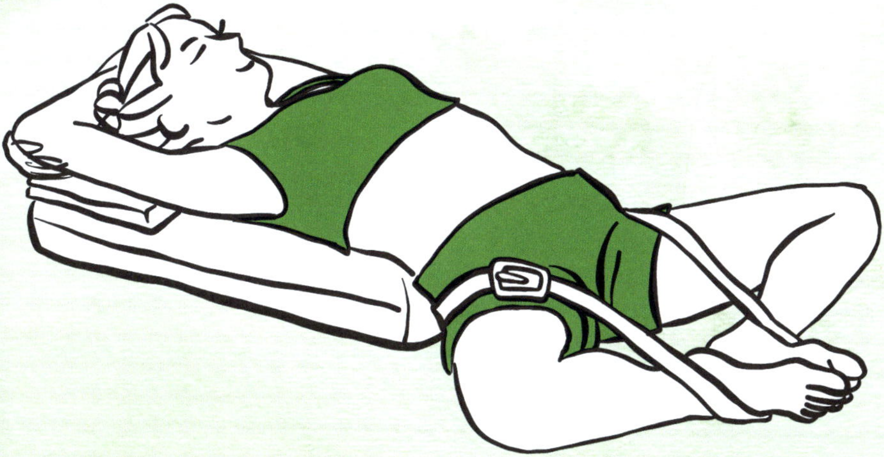

15 | Mai

ASANA: LIEGENDER GEHALTENER WINKEL ÜBER BOLSTER

Supta Baddha Konasana

Die Fußsohlen gegeneinander legen und diesen Winkel mit Hilfe einer Gurtschlinge (oder zwei Klötzen unter den Oberschenkeln) unterstützen. Die Yogarolle mit der kurzen Seite nah an den unteren Rücken ziehen und dann die Wirbelsäule wohlig auf der Unterlage ablegen. Unter dem Kopf eine Wolldecke unterlegen, damit das Kinn zum Brustbein schauen kann.
Die Arme seitlich ablegen und die Schultern schwer werden lassen. Spüren, wie der Brustkorb weit werden darf, der Bauch weich wird und der Atem ruhig fließt.

16 | Mai

ASANA: DER LIEGENDE HELD GESTÜTZT DURCH BOLSTER

Supta Virasana

Vor zwei in Kreuzform gelegten Bolstern oder durch zwei Klötze erhöhten Bolster mit geschlossenen Knien und weiten Füßen auf einem Klotz sitzen und den Rücken auf dem Bolster ablegen. Unter dem Kopf eine Wolldecke unterlegen. Zuerst die Arme über den Kopf strecken, dann die Ellenbogen fassen und diese schwer hängen lassen. Zum Schluss die Arme seitlich entspannt ablegen. **Tipp**: Wenn die Knie vom Boden abheben, dort eine weitere Decke unterlegen. Die Augen schließen und die ermutigende Wirkung spüren.

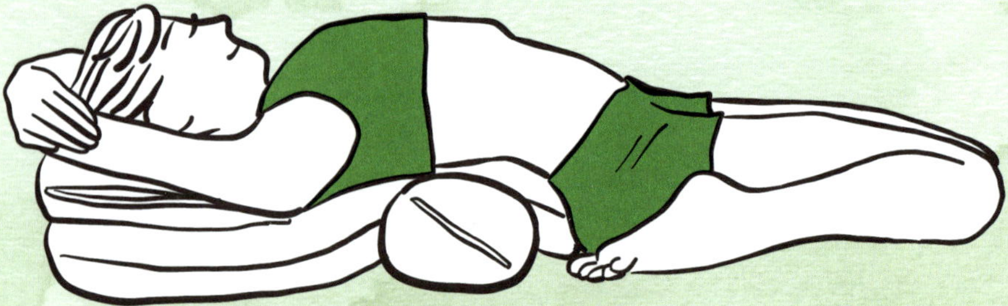

17 | Mai

TÄGLICH NEU

Niemand weiß, wie lange er bleiben darf
auf dieser Erde, in diesem Leben.
Drum genieße jeden Tag neu
die Wärme deines Körpers beim Erwachen,
den Blick in den Morgenhimmel,
den tiefen Atemzug am offenen Fenster,
das wohlig warme Wasser der Dusche,
den Duft nach Frühstück.
Genieße jeden Tag,
dass deine Füße gehen,
deine Hände greifen können.
Setze deine Schritte mit Bedacht und Frohsinn.
Setze dir selbst ein Lächeln ins Gesicht
wenn du vor dem Spiegel stehst, und beobachte,
wie dein Herz leichter wird
und die Augen zu leuchten beginnen.
Trage Lächeln und Leuchten in den Tag.

CAROLA VAHLDIEK

18 | Mai

Wir können keine großen Dinge tun,
nur kleine Dinge mit großer Liebe.

MUTTER TERESA

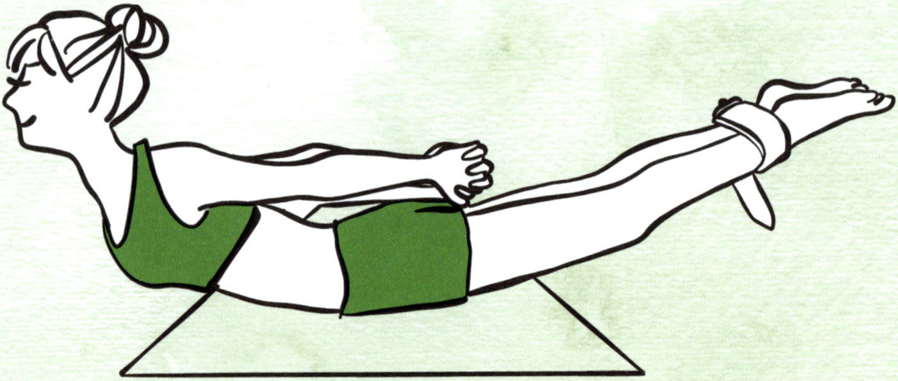

19 | Mai

ASANA: DIE HEUSCHRECKE

Salabhasana

Die Fußgelenke mit einer hüftbreiten Gurtschlinge gurten, damit die Beine eng beieinander bleiben. In der Bauchlage den Kopf, Oberkörper und die gestreckten Arme und Beine ein erstes Mal heben. Noch einmal zurückkommen und verschnaufen. Bei der Wiederholung die Hände hinter dem Rücken falten und die gestreckten Arme Richtung Fersen ziehen. Spüren, wie sich der Brustkorb noch mehr anhebt.

20 | Mai

ABSICHTSLOSIGKEIT

Ich nehme mir Zeit.
Ich möchte sein wie ich bin.
Ich lehne mich nicht ab so wie ich jetzt und hier bin.
Darin besteht unsere Praxis –
wir nennen dies Absichtslosigkeit.
Wir richten kein Ziel vor uns auf und
versuchen dann es irgendwie zu erreichen.
Wenn wir das tun, kommen wir niemals zur Ruhe
und wir werden nie glücklich.
Glück ist nur dann möglich,
wenn wir damit aufhören,
irgendetwas hinterherzulaufen
und lernen,
den gegenwärtigen Augenblick
und uns selbst wertzuschätzen.
Zu sein, wie wir sind,
ist bereits ein Wunder.

Sie müssen niemand anderes werden.
Sie sind ein Wunder des Lebens.

THÍCH NHẤT HẠNH

21 | Mai

Jeder von uns ist ein See aus Liebe
und doch sind wir seltsamerweise
alle durstig.

SWAMI KRIPALU

22 | Mai

ASANA: INTENSIVE RÜCKBEUGE ÜBER EINEN STUHL

Dvi Pada Viparita Dandasana

Falsch herum in einem Stuhl auf einer Wolldecke sitzend, eine gute Beinlänge von der Wand entfernt, die Fersen auf die beiden übereinanderliegenden Klötze an der Fußleiste setzen. Die Beine gestreckt halten und den Rücken über der Stuhlfläche so ablegen, dass das Kreuzbein an der einen Stuhlflächenkante ruht, und die Mitte der Brust über der anderen Stuhlflächenkante abgelegt ist. Den Kopf hängenlassen. Zu Beginn mit den Händen die Stuhllehne seitlich fassen. Bei guter Lage und Übung die gestreckten Arme unter die Stuhlfläche bringen und mit den Händen die hinteren Stuhlbeine greifen. Bis zu 5 Minuten in der Position bleiben. Die intensive Rückbeuge genießen.

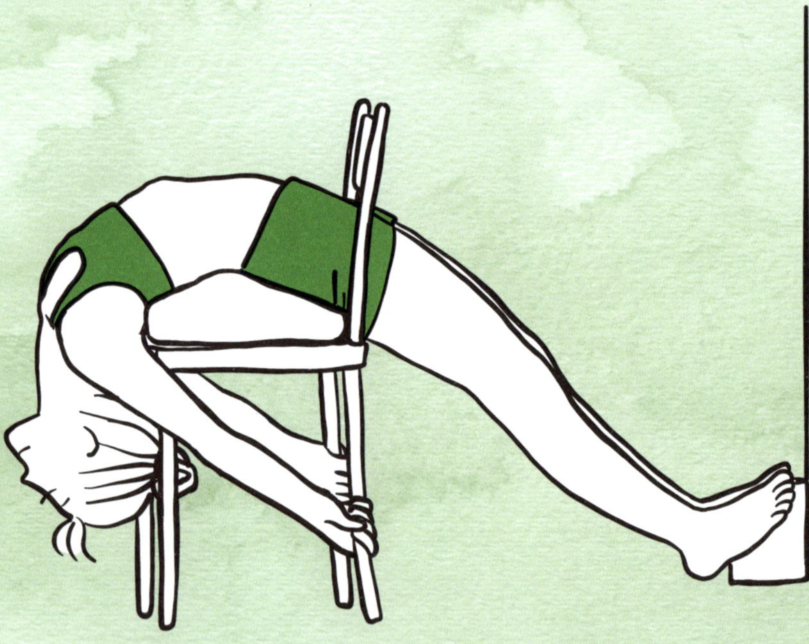

23 | Mai

ERMUTIGUNG

Ermutige nicht deine Schwächen,
sondern deinen Willen,
nicht dein Zaudern,
sondern deinen Wagemut.
Nimm dir jeden Morgen vor,
ein Hindernis zu überwinden,
eine Gewohnheit zu durchbrechen,
eine andere Perspektive zu gewinnen.
Schaffe dir Herausforderungen
und habe den Mut, sie anzunehmen.
Belohne dich für jede neue Erfahrung.
Lächle einatmend in dein Gehirn
und ausatmend segne dich.

VERFASSER UNBEKANNT

24 | Mai

Glaube nicht alles, was du über dich denkst.
Die Realität ist immer freundlicher als dein Denken.

25 | Mai

WARUM DAS EINFACHE LEBEN SO SCHWIERIG IST

weil wir alles perfekt machen wollen
weil uns das Verzeihen so schwer fällt
weil wir das Anderssein der anderen
nicht gut akzeptieren können
weil uns zeitweise das Grundvertrauen fehlt
zu einem Leben voller Überraschungen
weil wir uns in Krisen und Krankheiten
oft zu spät helfen lassen
weil wir Misserfolg zu schnell
als unsere Fehlleistung sehen
weil wir nicht öfter einmal
ein Lächeln zum Himmel schicken
anstatt eines Stoßseufzers
weil wir die Schmetterlinge bewundern
und die Raupen nicht
weil wir uns zu wenig im Glücklichsein üben
sondern festhalten an Erinnerungen
von Schmerz und Traurigkeit
weil uns die Gelassenheit fehlt
und der Humor zu manchen Zeiten
weil wir uns den Luxus der Stille
zu selten leisten
weil …

MARIA BALDUS-COHEN-OR

26 | Mai

Die Stille und Wachheit im Halten der Übung berührt die Seele und lässt den Geist seiner Selbst bewusst werden.

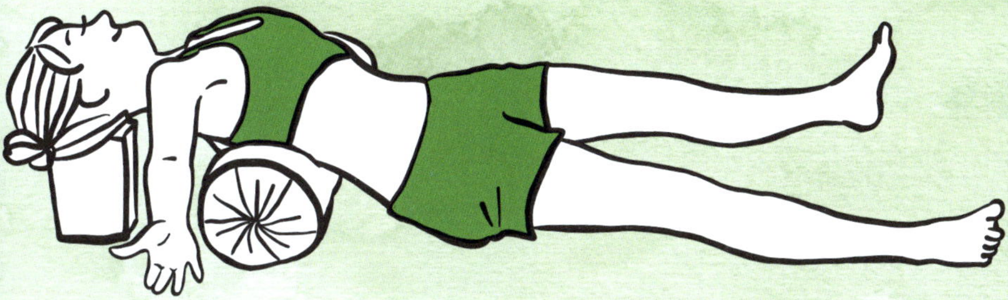

27 | Mai

ASANA: RÜCKENLAGE ÜBER QUERBOLSTER

Supta Tadasana

Zwei übereinanderliegende Klötze als Stütze für den Kopf vor dem querliegenden Bolster mit einer Faust Abstand bereitlegen.
In die Rückenlage auf den Boden so ablegen, dass die Mitte der Brust über dem Bolster liegt und die seitlich in Schulterhöhe gestreckten Arme zwischen Klötzen und Bolster Platz haben. Den Kopf auf den Klötzen ablegen und das Kinn zum Brustbein ziehen. Mit den Oberarmen das Bolster noch ein wenig nach unten drücken und spüren, wie weit der Brustkorb in dieser Haltung wird, wie stark das Brustbein angehoben ist – und wie gut diese Brustkorböffnung tut.

28 | Mai

JEDEN AUGENBLICK

Wir haben
nicht eine
Ewigkeit
Zeit
Wir haben
diese Jahre
diese Tage
diese Stunden
diese kostbaren Momente

Sie verrinnen
so schnell
so unwiederbringlich

nutzen wir
jeden Augenblick

sie alle sind
unser Leben

MARION SCHMICKLER-WEBER

29 | Mai

ASANA: LIEGENDE BERGSTELLUNG MIT ERHÖHTEM BRUSTKORB

Supta Tadasana

Zwei Klötze als Unterlage so aufstellen, dass der Klotz für den Kopf hochkant steht, der Klotz für die Schulterblätter quer und nur halbhoch. Sich in die Rückenlage ablegen und darauf achten, dass die Mitte der Brust über dem Querholz liegt, während der Kopf auf dem Hochkantklotz schwer ruht. Das Kinn zum Brustbein ziehen und trotz der anfänglichen Härte das ganze Körpergewicht abgeben.

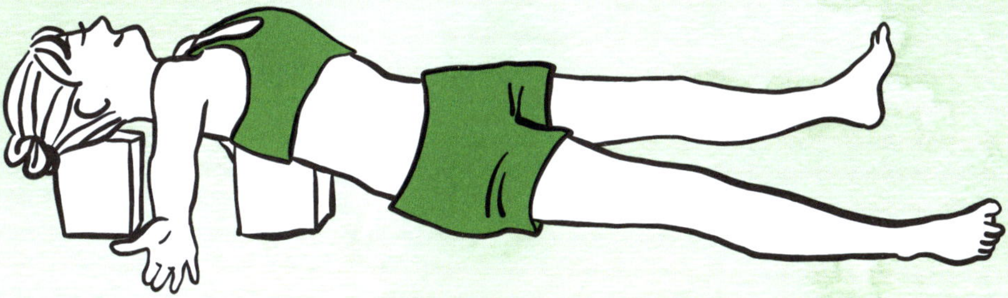

30 | Mai

DAS HERZ:

…doch tatsächlich ist die Präzision
dieses ausgeklügelten Muskels
nichts weniger
als ein Wunder der Evolution.

HENNING ENGELN

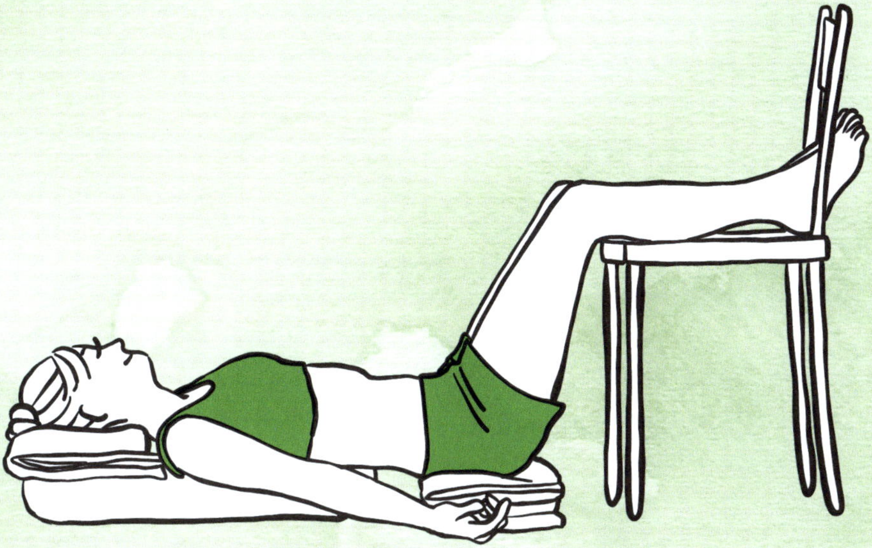

31 | Mai

ASANA: TOTENSTELLUNG GESTUFT UND GESTÜTZT

Savasana

Für diese Entspannung in der Rückenlage werden ein Stuhl, eine Yogarolle, eine Wolldecke und ein Klotz benötigt. Diese werden so positioniert, dass das Becken auf der Wolldecke liegt, die Waden auf der Stuhlfläche und die Wirbelsäule über der Yogarolle abgelegt werden können. Unter den Kopf einen Klotz oder eine weitere Wolldecke ziehen, damit das Kinn zum Brustbein schaut. Spüren, dass sich die Schultern entspannen und schwer werden können, dass Herz angehoben ist und der Geist ruhig wird. Genießen!

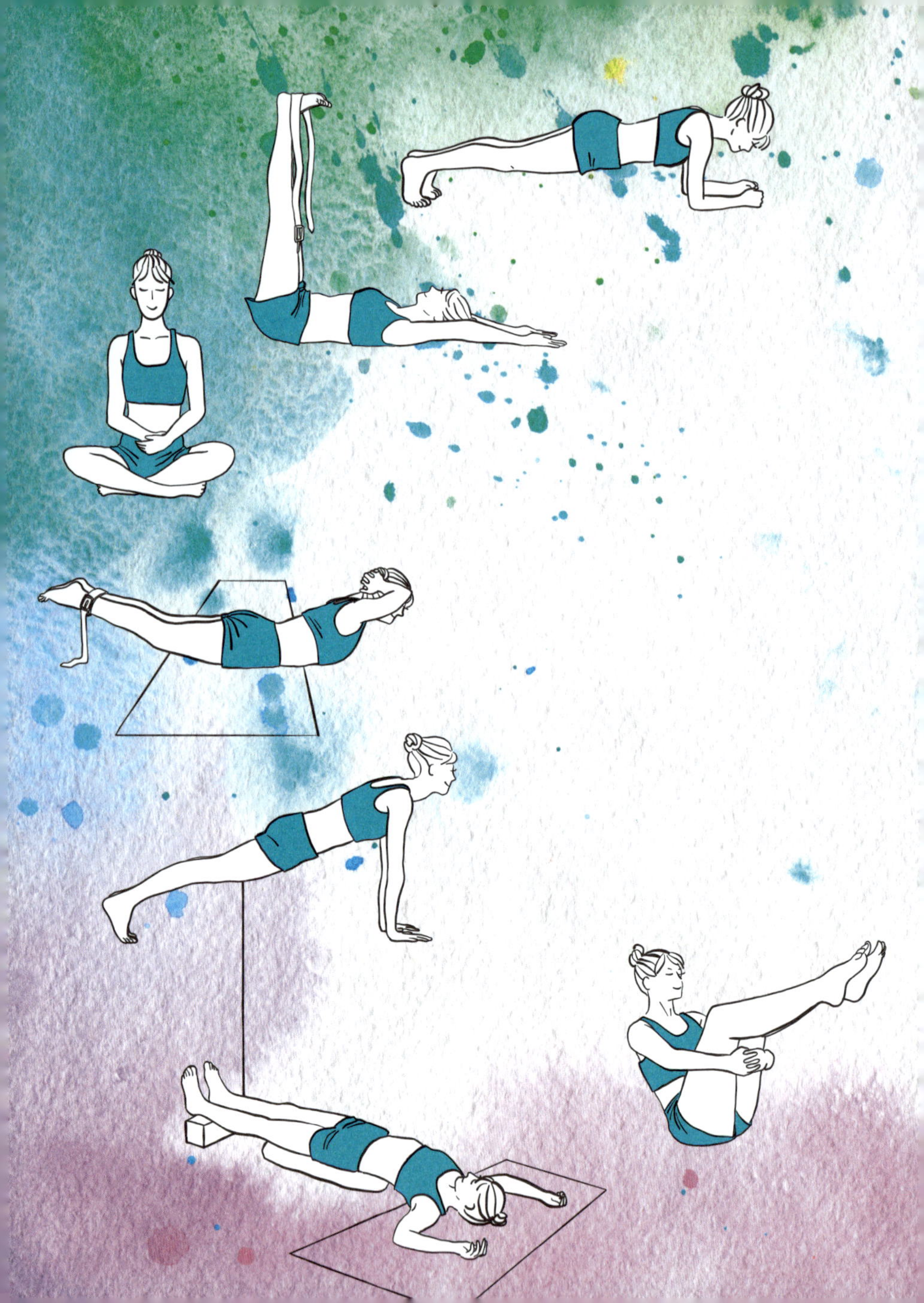

Juni

Die eigene Mitte kräftigen

Bauchmuskeln trainieren
und die Lendenwirbelsäule stärken

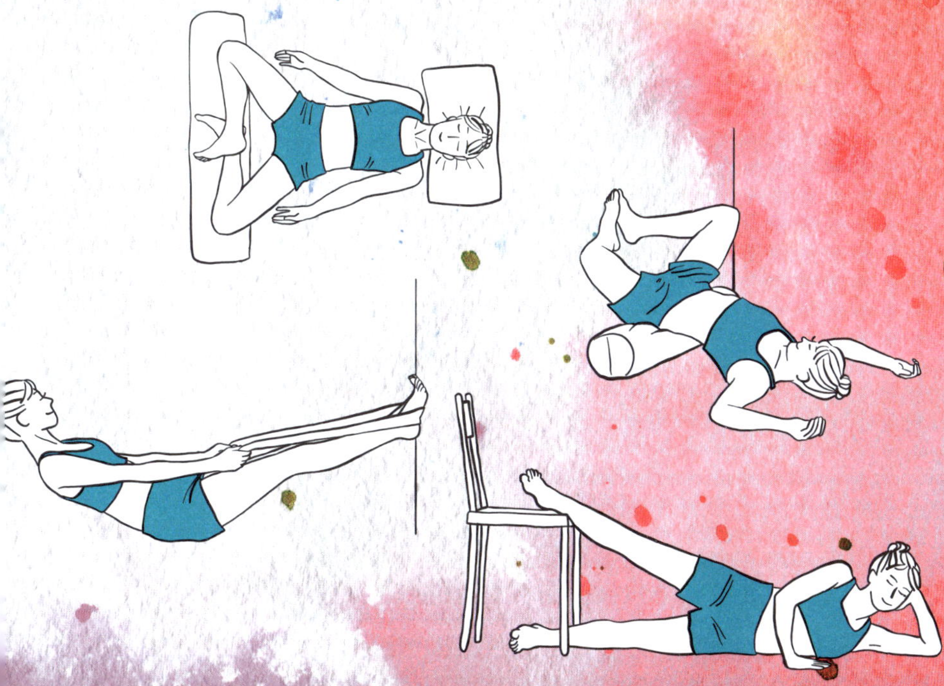

I | Juni

ÜBUNG: UNTERARM-PLANKE

Im Vierfüßlerstand die Unterarme parallel auf dem Boden aufstützen und die Vorderfüße mit gestreckten Beinen aufstellen. Den ganzen Körper in einer Linie parallel zum Boden halten. Das Steißbein nach innen und die Bauchorgane zur Wirbelsäule hochziehen. Trotzdem ruhig weiteratmen.
Mit 30 Sekunden beginnen und steigern auf 1 Minute. Spüren wie die Bauchmuskulatur gefordert wird und die Schultern stark werden.

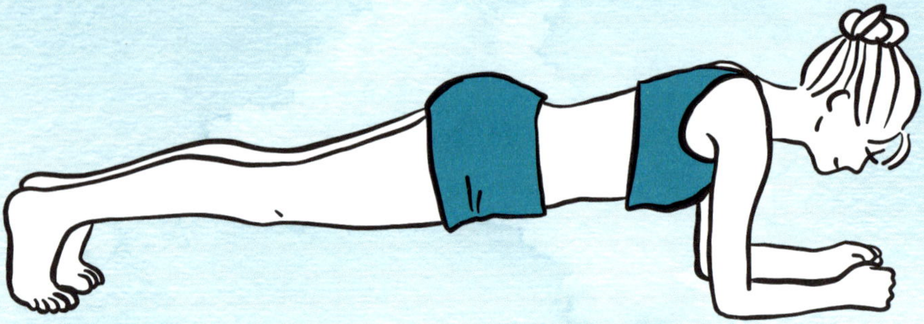

2 | Juni

Yoga besteht zu einem Prozent aus Theorie und zu 99 Prozent aus Praxis und Erfahrung, daran erinnert uns der bekannte Yogalehrer Patthabis Jois.

3 | Juni

GEBRAUCHSANLEITUNG ZUM LEBEN

inmitten aller programme
in dieser welt
immer wieder bei mir selbst ankommen
in meiner mitte
was macht das fundament meines daseins
aus
wozu wurde ich erschaffen
wer bin ich
wohin treibt es mich
was beseelt mich
was bemächtigt mein leben heute

im wissen um mich
um mein wesen
was das wesentliche bei mir ausmacht
entdecke ich zugleich
das wesentliche allen daseins
im sichtbaren und unsichbaren

MANFRED FISCHER

4 | Juni

ASANA: RÜCKENLAGE MIT GEHOBENEN GESTRECKTEN BEINEN

Urdhva Prasarita Padasana

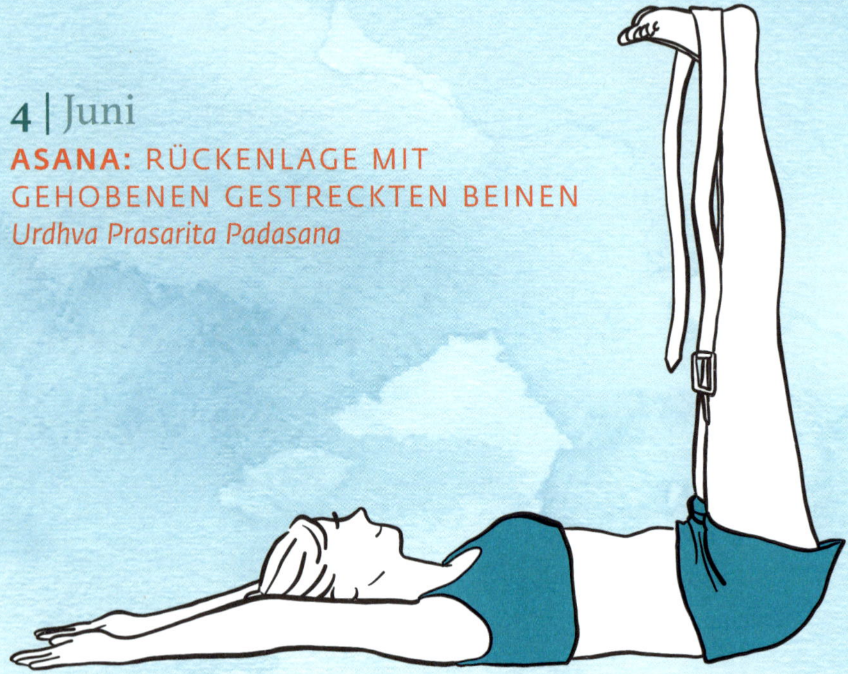

In der Rückenlage die gebeugten Beine zur Brust heranziehen und einen Gurt über die Fußsohlen legen. Die Beine senkrecht zur Decke strecken und den Gurt mit den Händen stark heranziehen um die Streckung der Beinrückseite zu fördern. Nach ein paar Atemzügen den Gurt hängen lassen und die gestreckten Arme über dem Kopf am Boden ablegen. Dann die gestreckten Beine ein wenig sinken lassen. Spüren, dass die Bauchmuskeln anspannen und beachten, dass das Kreuzbein schwer bleibt. Etliche Atemzüge bleiben und bevor die Oberschenkel oder der Bauch schlapp machen, mit den Händen den Gurt greifen und die Beine zurück in die Senkrechte ziehen. Mehrere Wiederholungen sind förderlich.

5 | Juni

Wer Yoga übt, entfernt das Unkraut
aus dem Körper, so dass der Garten wachsen kann,
erklärt B.K.S. Iyengar.

6 | Juni

Wir müssen von Zeit zu Zeit eine Rast einlegen und warten, bis uns unsere Seele wieder eingeholt hat.

7 | Juni

PRANAYAMA: LEUCHTENDER SCHÄDEL

Kapalabathi

In einer aufgerichteten bequemen Sitzhaltung die Hände auf den Bauch legen und den Atem kommen und gehen spüren. Sich den Bauch wie einen Blasebalg vorstellen, der stoßweise geleert wird und sich von allein wieder vollsaugt. Dann durch die Nase 10 feste, kurze, schnelle Ausatemstöße machen und in den Handflächen fühlen, dass die Bauchdecke dabei flach wird. Den Einatem jeweils von allein kommen lassen und spüren, wie sich die Bauchdecke wieder wölbt. Je geübter diese Atemübung ist, desto leichter, schneller und entspannter kann sie durchgeführt werden. Nach 10 Atemstößen kurz verweilen und einen solchen Durchgang noch dreimal wiederholen. Die Wirkung von Klarheit und Frische im Kopf, insbesondere in der Nase und Stirn spüren.

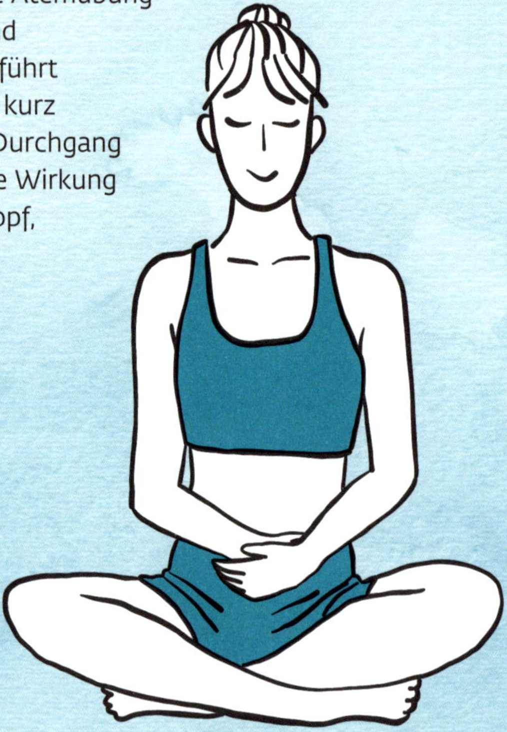

8 | Juni

Der Körper ist nur ein Hilfsmittel für den Geist. Der Geist wiederum ist ein Hilfsmittel für das Bewusstsein und das Bewusstsein ist ein Hilfsmittel der Seele. Wenn die Yogapraxis sich entwickelt, sind da diese Einblicke, wie kurz auch immer, dass jede Haltung tiefgreifende Zugänge in die Seele bietet.

9 | Juni

In jedem von uns schlummert
ein Funke von Göttlichkeit,
den Yoga zur Flamme entfachen kann,
sagt B.K.S. Iyengar.

10 | Juni
ZUSAMMEN

Nicht weil es schwer ist,
wagen wir es nicht,
sondern weil wir es nicht wagen,
ist es schwer.

SENECA

11 | Juni
DIE INNERE TÜR

Eine winzige Unterbrechung
Vor dem Tun
Eine kleine Pause
Ein stilles Durchatmen
Ein leises Öffnen der inneren Tür
Um die Sonne hereinzulassen
Hat schon viele Katastrophen verhindert.

DORIS BEWERNITZ

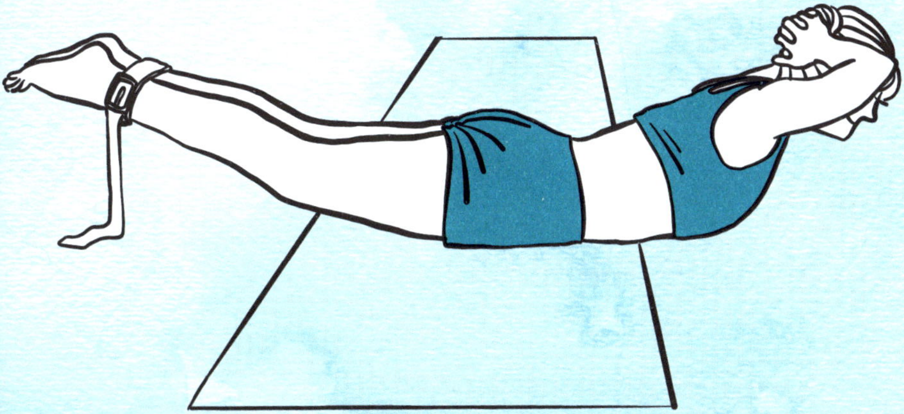

12 | Juni

ASANA: HEUSCHRECKE

Makarasana in Salabhasana

Eine Wolldecke so hinlegen, dass die Hüftknochen bis zu den Ansätzen der Oberschenkel darauf in der Bauchlage liegen können.
Entweder die Beine eng beieinander halten oder die Fußgelenke mit einem Gurt zusammenbinden. Mit einer Ausatmung den Kopf heben, das Schambein fest runter drücken um auch die Beine heben zu können. Die Hände hinterm Kopf am Übergang vom Nacken zum Hinterkopf falten. Die Ellenbogen nach vorne und zur Decke heben.

13 | Juni

ASANA: SCHIEFE BRETT-HALTUNG

Purvottanasana

Im großen Vierfüßlerstand die Vorderfüße aufstellen, die Hände in den Boden pressen und dann die Arme kräftig durchstrecken. Die Schultern über den Händen halten. Eine ganze Weile in der Haltung bleiben und darauf achten, das Steißbein währenddessen nach innen zu ziehen.
Das Gesäß weder hochdrücken, noch hängen lassen.
Der ganze Körper ist gerade, angespannt, in Linie.
Sich vorstellen, ein schiefes Brett darzustellen.

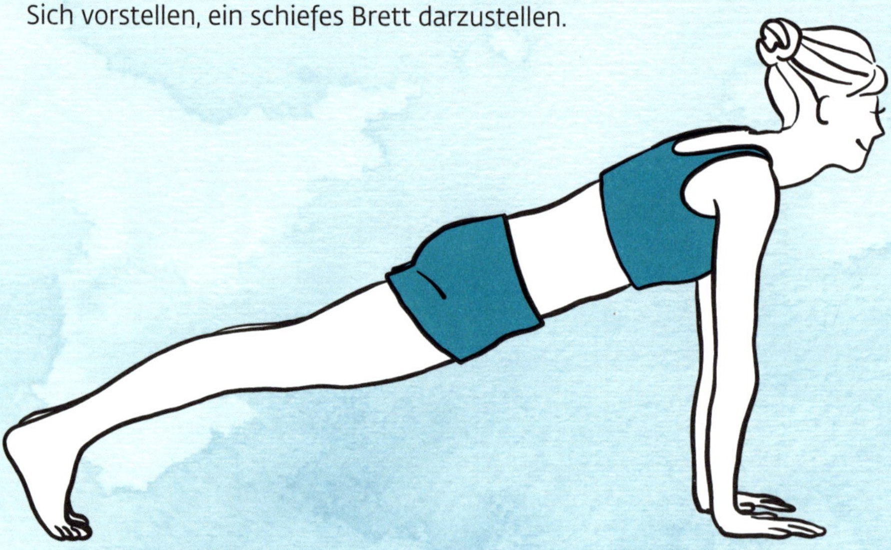

14 | Juni

Yoga beginnt genau dort, wo ich bin –
nicht dort,
wo ich gestern war oder wo ich mich hinsehne.

15 | Juni

Wir sind keine Menschen, die eine spirituelle Erfahrung machen, sondern sind spirituelle Wesen, die erfahren, Mensch zu sein.

PIERRE TEILHARD DE CHARDIN

16 | Juni

Yoga ist eine lohnende Investition in uns selbst. Denn wir selber sind unser einziger Zugang um am Leben teilzuhaben

17 | Juni

Oft muss man stark sein, wenn man etwas verändern möchte. Aber noch stärker muss man sein, wenn man akzeptieren muss, wie es ist, oder warten muss, bis es vorüber ist.

18 | Juni

ASANA: GESTÜTZTE LIEGENDE UMKEHRSTELLUNG

Dvi Pada Viparita Dandasana

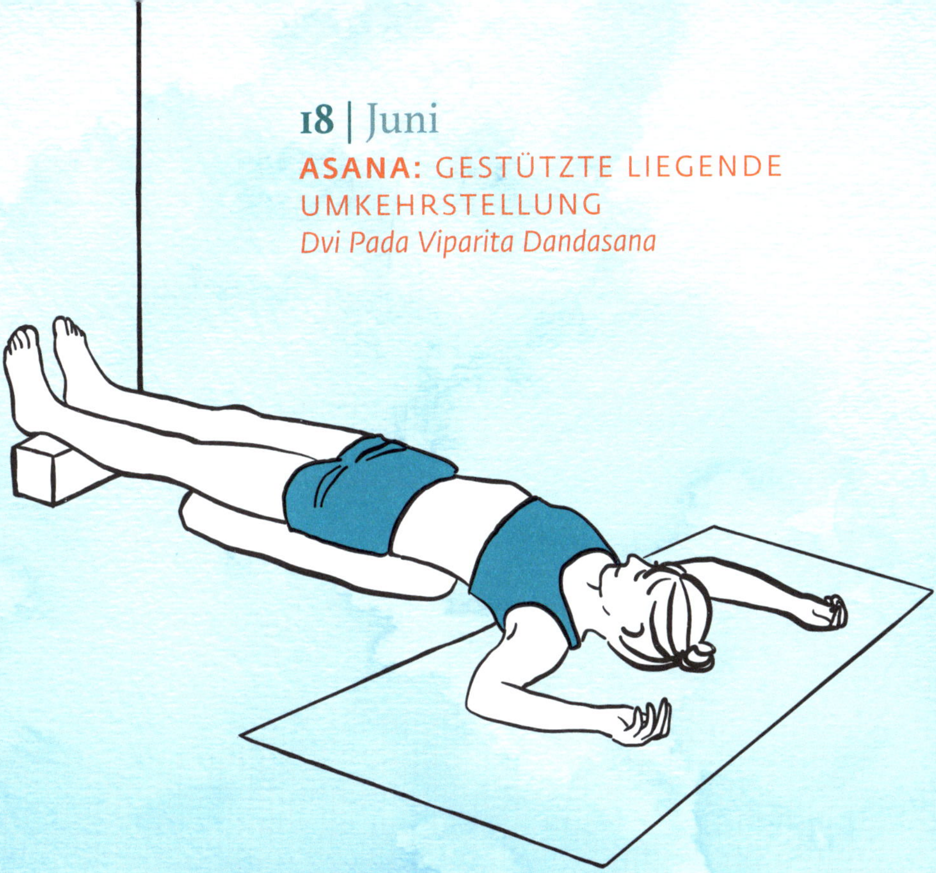

Zwei Klötze übereinander an die Fußleiste legen, davor mit einer Hand Abstand das Bolster der Länge nach positionieren. Vor dem Bolster eine große Wolldecke ausbreiten. Mit dem Gesicht zur Wand vorne auf dem Bolster hinsetzen, den Rücken über dem Bolster ablegen und es festhalten, um sich selbst so weit vom Bolster Richtung Scheitel runterzuschieben, bis die Schulterköpfe am Boden aufliegen. Dann die Fersen auf die Klötze legen und sich mitsamt dem Bolster von der Wand wegdrücken bis die Beine gestreckt sind. Spüren, dass das Kinn zum Brustbein schaut und der Brustkorb gut gestützt weit werden kann.

19 | Juni

Der Erfolg von Yoga liegt nicht in der Fähigkeit,
Yoga-Posen auszuführen, sondern darin,
wie es die Art und Weise, wie wir unser Leben und
unsere Beziehungen leben, positiv verändert.

20 | Juni

Disziplin erscheint am Anfang als eine Reglementierung, doch wenn du dich in diesem Augenblick mit Liebe deiner Arbeit widmest, verschwindet Disziplin, und Leidenschaft beginnt, ermutigt uns B.K.S. Iyengar.

21 | Juni

ASANA: DAS HALBE BOOT

Ardha Paripurna Navasana

Auf dem Boden sitzend, die Füße aufgestellt und geschlossen, mit den Händen in die Kniekehlen greifen und bei gehobenen Ellenbogen so kräftig ziehen, dass die Schulterköpfe zurückgehen und der Brustkorb weit wird. Das Körpergewicht leicht nach hinten verlagern und die Beine ins Stufenbett anheben bis die Fersen in Höhe der Knie sind. Ruhig atmen mit Konzentration, Ruhe und Ausdauer.

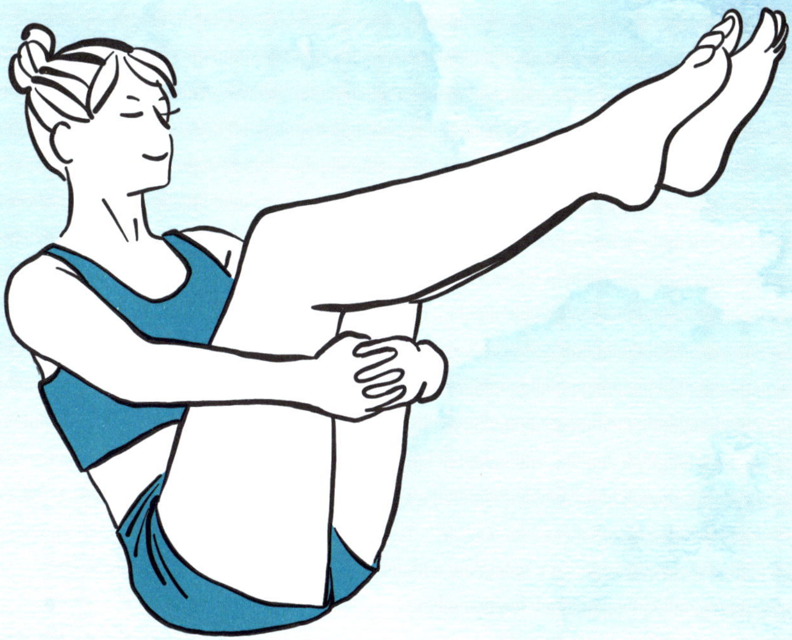

22 | Juni

Die einfachste Geste
wie auch die anspruchsvollste Übung
führst du mit fließenden Bewegungen aus,
ohne Unterbrechung und Sprünge.
Das Ende ist ein Anfang…
Und dann kommt die Zeit,
wo Yoga nicht mehr etwas ist,
was du zweimal am Tag tust.
Es ist immer da.
In jeder Geste, in jedem Schritt.
Du gehst, du wendest den Kopf,
du hälst eine Tasse, du triffst eine Entscheidung,
alles ist Asana.
Es zeigt sich in allem…
Leichtigkeit und Anmut.
Freiheit und Harmonie

FRÉDÉRICK LEBOYER

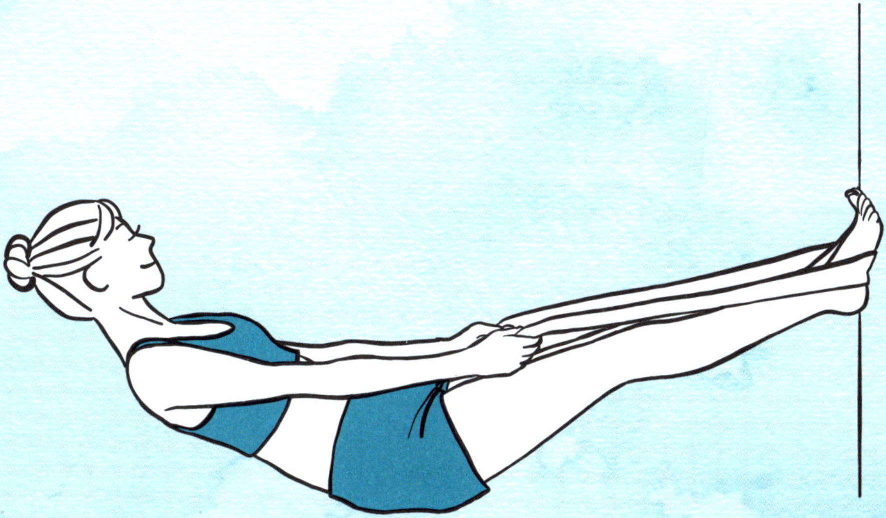

23 | Juni

ASANA: HALBES BOOT MIT GURT ZUR WAND

Ardha Paripurna Navasana

Mit angewinkelten Beinen vor einer Wand sitzend den Gurt unter die Fußsohlen legen und halten. Dann die Füße mit Gurt an der Wand nicht zu hoch einstützen und die Beine strecken. Dafür mit dem Oberkörper nach hinten lehnen und das Kreuzbein auf den Boden rollen. Die Länge des Gurtes in den Händen anpassen. Sich vorstellen, einen flachen Kahn darzustellen. Um die Bauchmuskeln zu fordern zwischendurch den Griff an den Gurtenden lockern und die Stellung aus der Mitte heraus halten. Atmen nicht vergessen.

24 | Juni

STAUNEN

Die Menschen machen weite Reisen,
um zu staunen
über die Höhe der Berge,
über die riesigen Wellen des Meeres,
über die Länge der Flüsse,
über die Weite des Ozeans
und über die Kreisbewegung der Sterne.
An sich selber aber gehen sie vorbei
ohne zu staunen.

AUGUSTINUS

25 | Juni

ASANA: SCHLANGE SHESHA MIT DEM RÜCKEN AN DER WAND

Anantasana

Mit dem Rücken zur Wand auf einer Seite liegen und den ganzen Körper strecken. Den Kopf oberhalb des Ohres in die Handfläche des unteren Armes stützen, während der obere Arm vor der Brust mit der Hand am Boden stützt. Das obere Bein gestreckt hochheben und einige Atemzüge halten. Wenn das die Bauchmuskulatur noch nicht zulässt, einen Stuhl in Fußhöhe hinstellen, den oberen Fuß auf der Stuhlfläche ablegen und immer wieder das Heben üben. Die Fußinnenkanten parallel lassen.

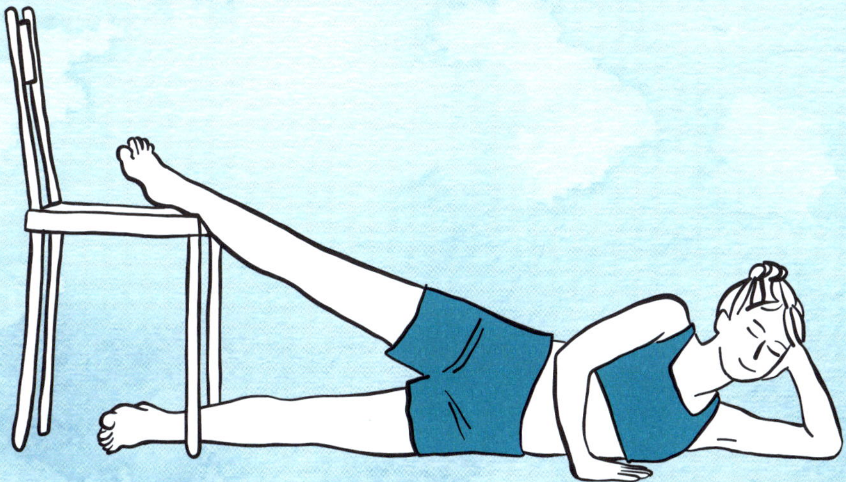

26 | Juni

Denke immer daran, dass es nur eine wichtige Zeit gibt:
Heute. Hier. Jetzt.

LEO TOLSTOI

27 | Juni

ACHTE GUT AUF DIESEN TAG

Achte gut auf diesen Tag, denn er ist das Leben –
das Leben allen Lebens.

In seinem kurzen Ablauf liegt alle
Wirklichkeit und Wahrheit des Daseins,
die Wonne des Wachsens, die Größe der Tat,
die Herrlichkeit der Kraft.

Denn das Gestern ist nichts als ein Traum
und das Morgen erst eine Vision.

Das Heute jedoch – recht gelebt –
macht jedes Gestern zu einem Traum
voller Glück
und jeden Morgen zu einer Vision
voller Hoffnung.
Darum achte gut auf diesen Tag.

RUMI

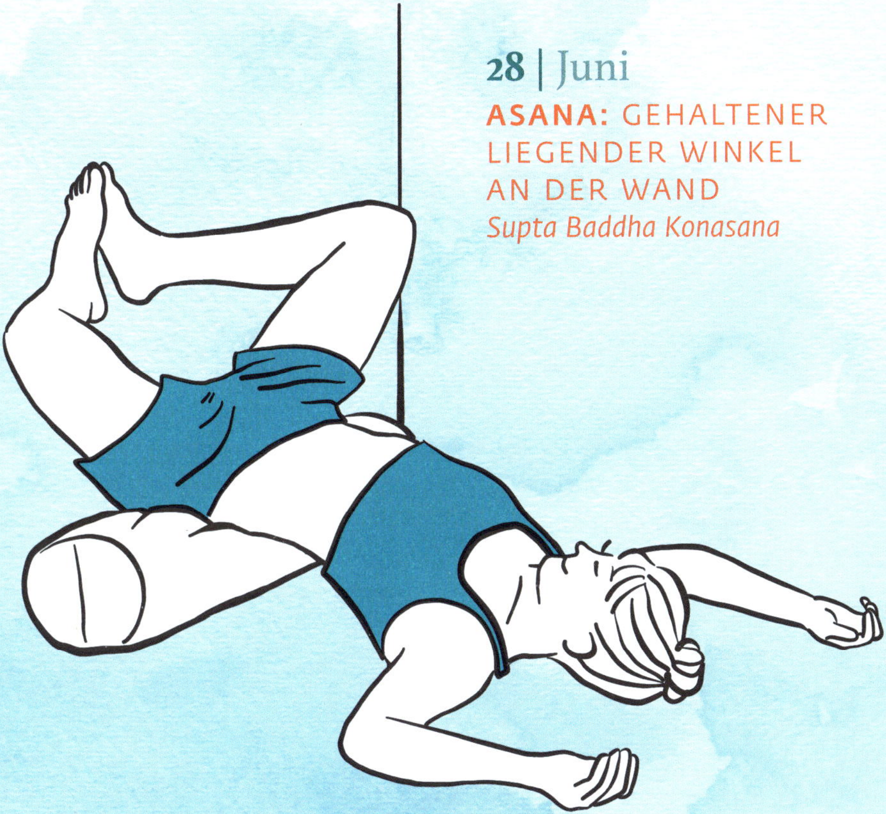

28 | Juni

ASANA: GEHALTENER LIEGENDER WINKEL AN DER WAND
Supta Baddha Konasana

Seitlich eng an der Wand sitzend und sich mit den Händen hinter dem Rücken abstützend die Beine hoch schwingen zur Wand. Sich gerade ausrichten und bei Bedarf noch näher zur Wand robben. Dann die Fußsohlen zusammenlegen und die Knie nach außen entspannen. Die Arme seitlich oder u-förmig ablegen. Spüren, dass sich der Atem jetzt im Bauch ansiedelt und dort für Entspannung sorgt.

29 | Juni

Yoga ist kein Work-out, sondern ein Work-in. […] Und das ist der Kern der spirituellen Praxis: Sie soll uns belehrbar machen, unser Herz öffnen und unser Gewahrsein fokussieren, sodass es uns möglich wird zu wissen, was wir schon wissen, und zu sein, was wir schon sind.

ROLF GATES

30 | Juni

ASANA: LIEGENDER „YOGASCHNEIDERSITZ" MIT GESTÜTZEN UNTERSCHENKELN

Supta Svastikasana

In der Rückenlage die Unterschenkel kreuzen und auf einem querliegenden Bolster ablegen. Den Bauch weich werden lassen und entspannen. Nach einigen Minuten das Beinkreuz wechseln. Loslassen.

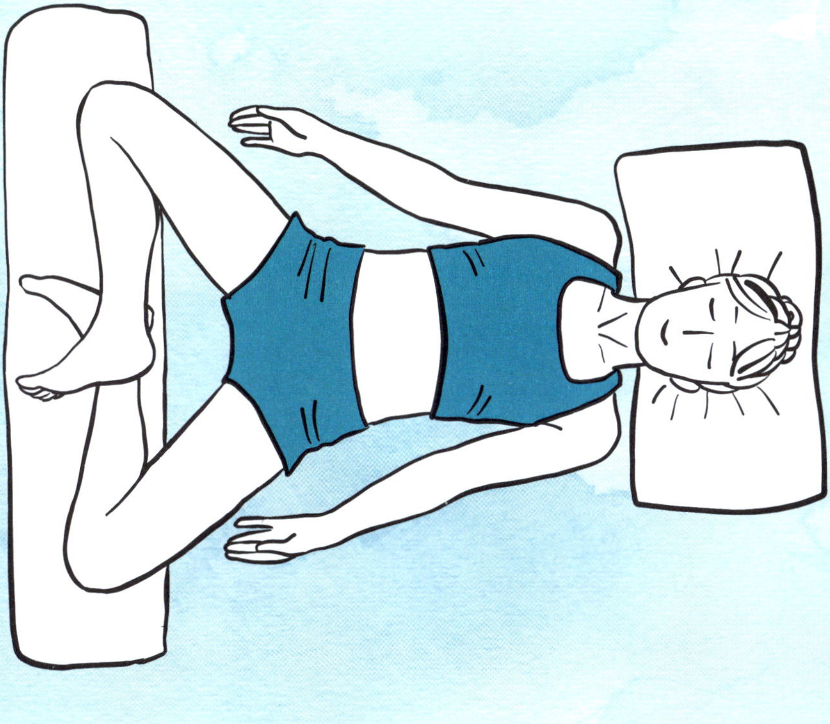

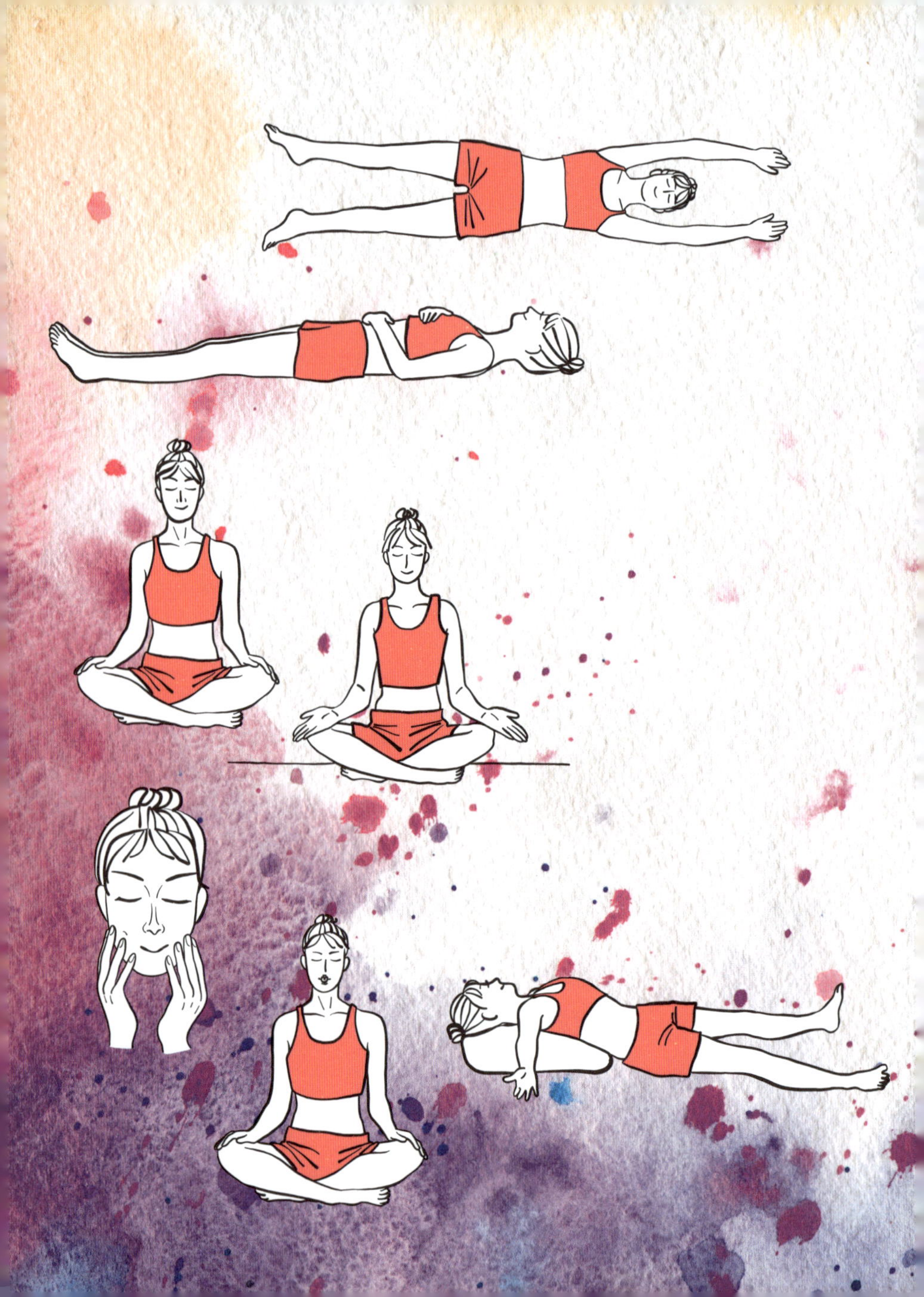

Juli

Aufatmen

Die Atemräume wahrnehmen
und das Atemvolumen vergrößern

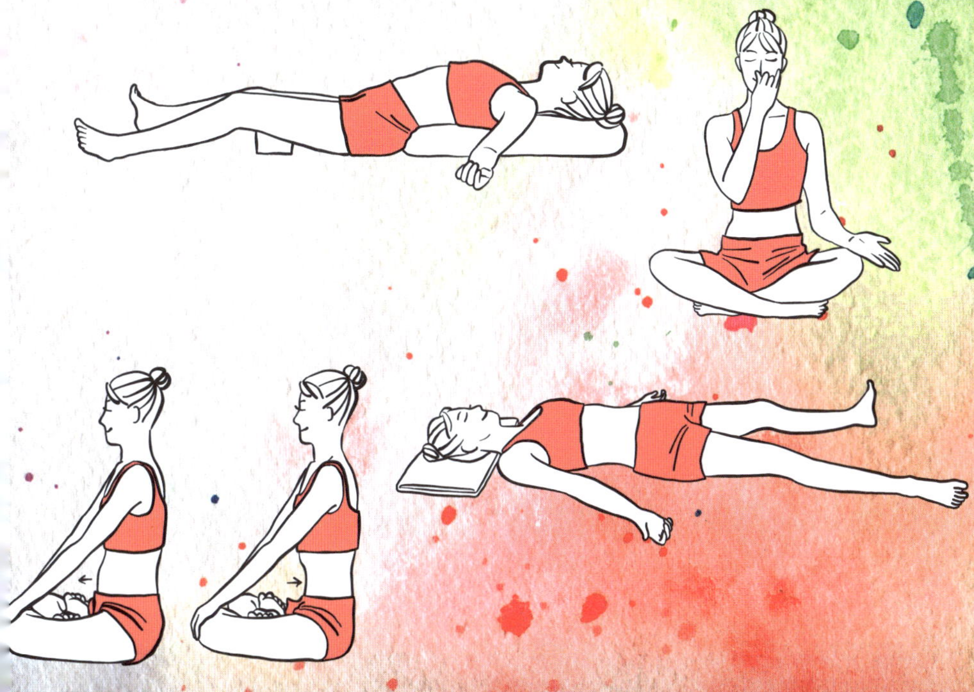

1 | Juli

Pranayama beinhaltet die Regulierung der Ausatmung, der Einatmung und der Atemverhaltung. Diese drei Prozesse werden reguliert, indem wir das Verhältnis ihrer Länge zueinander bestimmen, dieses Atemverhältnis über eine gewisse Anzahl von Atemzügen beibehalten, unseren Geist auf diesen Prozess ausrichten und dadurch einen langen und gleichförmigen Atem erreichen.

YOGASUTRA 2. 50

2 | Juli

Die Yogalehrerin Donna Fahri macht darauf aufmerksam, dass ein Blick auf egal welche Straße in der Stadt genügt, um zu erkennen, wie sehr uns enge Gürtel, steife Körper und durchgetaktete Tagesabläufe den Atem nehmen.

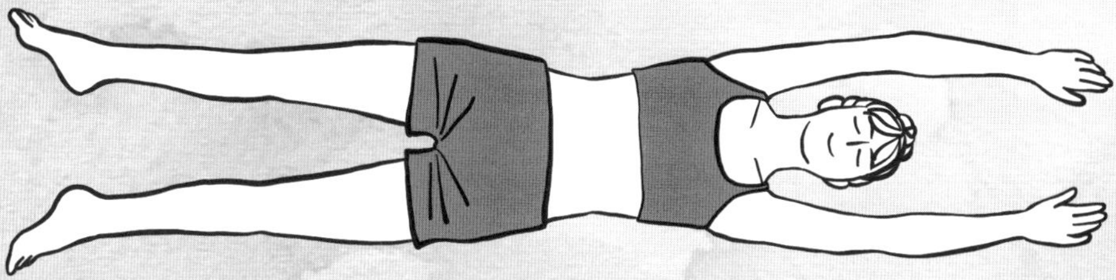

3 | Juli

ÜBUNG: ARME IM ATEMRHYTHMUS BEWEGEN

Die gestreckten Arme in der Rückenlage mit der Einatmung nach oben heben und über den Kopf in Richtung Boden führen. Einen Moment innehalten in der Atempause. Mit der Ausatmung die Arme wieder zurück nach oben ziehen und dann neben dem Körper ablegen. Diese Bewegung parallel zum Atemrhythmus mindestens fünfmal wiederholen. Es fördert die Stressresilienz und verhilft zu einem gleichmäßigeren Atemmuster, was eine beruhigende Wirkung hat.

4 | Juli

MIT DEM EIGENEN ATEM IN KONTAKT KOMMEN

Die Atmung ist ein ganz wesentlicher Bestandteil des Yoga.
Und zwar das natürliche Atmen, ohne Anstrengung.
Keinerlei Druck, keinerlei Behinderung.
Auch keine Vorstellung darüber, wie der Atem zu sein hat.
Sondern natürlich mühelos atmen.
Nichts sollte diese einzigartige, gezeitenartige Bewegung stören,
wenn wir ein- und ausatmen.

5 | Juli

Spüren:
Da, wo mein Atem ist, bin ich.
Da, wo ich bin, findet mein Leben statt.
Jetzt ist der perfekte Augenblick

6 | Juli

ÜBUNG: DEN ATEM FÜHLEN

In der Rückenlage oder im Sitzen die Handflächen auf Brustkorb und Bauch legen und der natürlichen Atembewegung nachspüren. Sich fragen: Wo siedelt sich mein Atem an? Wie gestaltet er sich gerade jetzt, in diesem Augenblick? Üben, nicht einzugreifen. Beobachter bleiben.

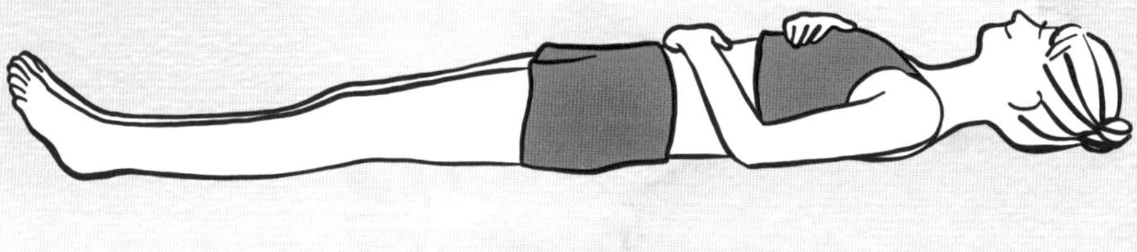

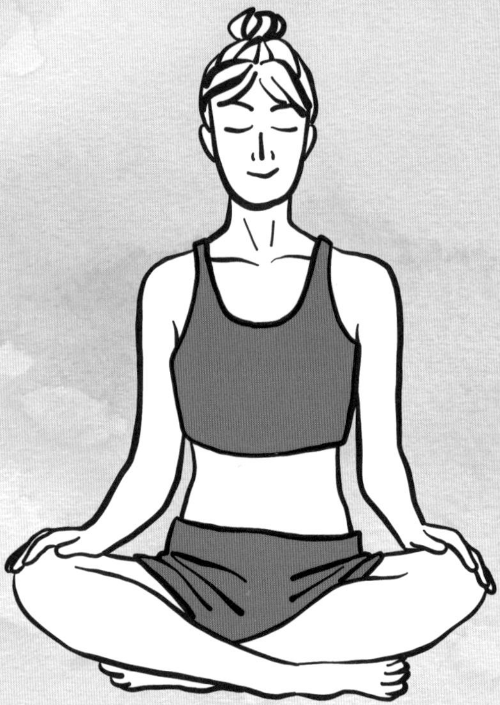

7 | Juli

PRANAYAMA: KANINCHENATMUNG

Tief, langsam, durch die Nase dreimal hintereinander (wie ein Kaninchen) einatmen ohne zwischendurch auszuatmen, dann durch den Mund mit einem langen fff ausatmen. Die beruhigende Wirkung der vertieften Einatmung und vor allem der verlängerten Ausatmung spüren. Idealerweise 3 Minuten durchhalten.

8 | Juli

Der Atem ist der einzige Zugang, um bewusst das vegetative Nervensystem zu beeinflussen.

9 | Juli

Die Atmung ist die einzige Funktion im Körper, die komplett automatisch abläuft, was aber auch heißt, wir können sie auch zu 100 % steuern. Das ist von der Natur so gedacht. Es besteht ein enger Zusammenhang zwischen Atem und Körper- und Seelenzustand.

10 | Juli
DEN BLICK WEITEN

Den Blick weiten
Dass mehr Leben hineinpasst
Die Lunge weiten
Dass mehr Atem hineinpasst
Den Brustkorb weiten
Dass mehr Herz hineinpasst
Die Arme weiten
Dass mehr Liebe hineinpasst
Die Schritte weiten
Dass mehr Freiheit hineinpasst
Den Himmel weiten
Dass mehr Lachen hineinpasst
Dich selbst weiten
Dass mehr Leben hineinpasst

CAROLA VAHLDIEK

11 | Juli
DAS GESCHENK DES ATEMS

Einatmen scheint so natürlich zu sein.
Genau wie Ausatmen.
Aber ist es nicht ein Wunder,
dass um uns herum
das Lebenselement Sauerstoff
immer zur freien Verfügung steht?
Dass für alle immer genug da ist?
Ist es nicht ein Wunder,
dass Sauerstoff, eingeatmet,
den Körper mit Frische und Kraft beschenkt?

Ein- und Ausatmen scheinen
so natürlich zu sein.
Aber einige Menschen atmen viel zu flach,
um den vollen Reichtum zu erfahren.
Versuche tief einzuatmen,
genussvoll tief hinein in den Unterbauch.
Versuche, tief auszuatmen,
seufzend, erleichtert.
Es tut so gut!

CAROLA VAHLDIEK

Ich atme ein und komme zur Ruhe.
Ich atme aus und lächle.
Wunderbarer Augenblick.

THÍCH NHẤT HẠNH

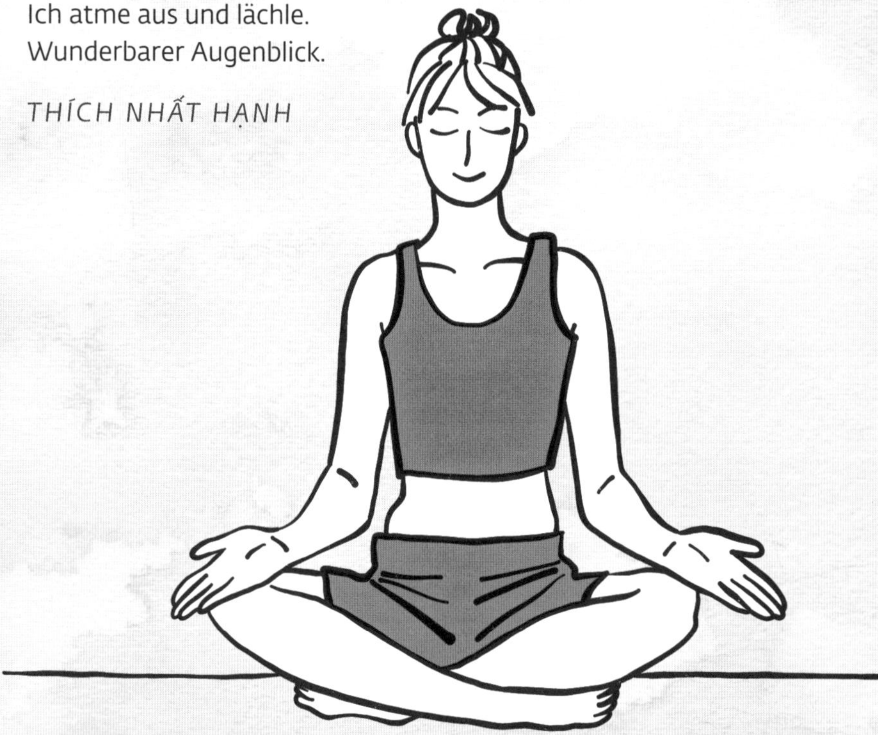

12 | Juli

PRANAYAMA: ATEMBEOBACHTUNG MIT MANTRA

Mit dem Rücken an eine Wand angelehnt aufrecht sitzend den Atem beobachten und mit der Aufmerksamkeit eine ganze Weile bei ihm bleiben. Beim Einatmen innerlich denken „Ich atme ein und komme zur Ruhe", beim Ausatmen denken „Ich atme aus und lächle", und in der Atemstille nach der Ausatmung denken und spüren: „Wunderbarer Augenblick". Mindestens drei Minuten auf diese Weise atmen und die Wirkung spüren: Gelassenheit, Zufriedenheit, Ruhe im Geist.

13 | Juli

PAUSENÜBUNG

Mach doch einfach einmal Pause,
reib die Augen, streck dich aus,
sauge Luft ein wie ein Lurch,
atme tief und ruhig durch.

Fühl dich wie ein Fliegenflügel,
schaue jetzt den Wolken nach.
Leicht und luftig und beschwingt
hörst du, was nun in dir singt.

Dehne dich mit off´nem Munde,
gähne was das Zeug jetzt hält.
Wie der Esel beim i-a
bist du wieder wach und da.

Schicke die Gedanken weiter.
Gönne dir den Augenblick.
Mach dir selbst ein Kompliment.
Nimm die Pause als Präsent.

THOMAS KNODEL

14 | Juli

Durch die Übung von achtsamem Yoga können wir unseren Sinn dafür ausweiten und vertiefen, im Körper zu Hause zu sein und ein differenzierteres und nuancierteres Gefühl für den gelebten Körper im gelebten Moment zu erlangen.

JON KABAT-ZINN

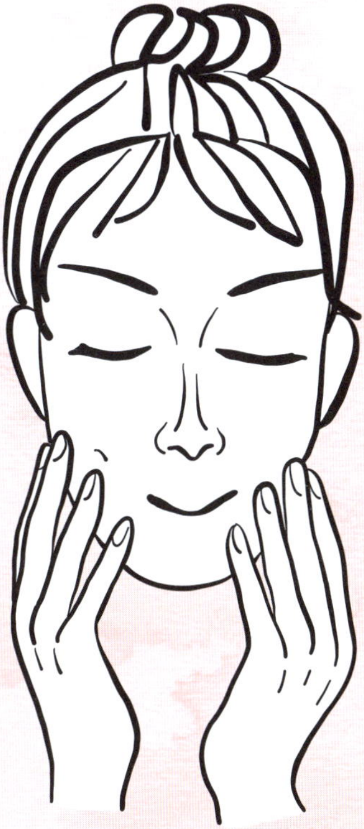

15 | Juli

ÜBUNG: DEN KIEFER ENTSPANNEN

Bei leicht geöffnetem Mund und lockerem Unterkiefer mit den Händen die Wangen verknautschen und von Verspannungen lösen, bei Bedarf ausatmend dazu stöhnen.
Zum Schluss mehrmals tief atmen und nachspüren.

16 | Juli

Der Atem verbindet Körper und Seele.

17 | Juli

ANNEHMEN

Raum einnehmen
Lang werden
Mich ausstrecken
Weit werden

Tief atmen
Ruhig atmen
Bewusst atmen
Aufatmen

Mich spüren
Mich wahrnehmen
Mich annehmen
Mich lieben

Ohne Wenn
Ohne Aber
Ganz

CAROLA VAHLDIEK

18 | Juli

PRANAYAMA: KÜHLENDE ATMUNG

Sitali

Aufrecht sitzend mit geschlossenen Augen die Zunge zu einer Röhre rollen, herausstrecken und tief durch sie einatmen. Die Lunge bis in die Lungenspitzen füllen, die Luft anhalten so lange wie möglich und dann durch die Nase wieder ausatmen. Bis zu 15mal wiederholen und die anregende, kühlende Wirkung spüren.

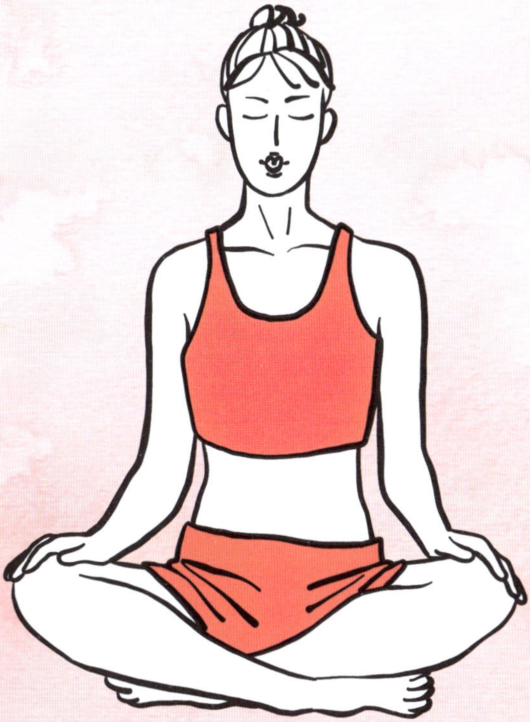

19 | Juli

Du lachst, du kicherst,
du seufzt, stöhnst, weinst, schreist,
du schimpfst im Zorn
oder flüsterst zärtlich, du gähnst …
Jedes Mal wandelt sich auch dein Atem.
In ihm spiegeln sich deine verschiedenen Stimmungen.
Du sprichst – und dein Atem wird zu Gedanken.
Du singst – und dein Atem wird Musik.

FRÉDÉRICK LEBOYER

20 | Juli

Einatmend
Erfahren wir das Empfangen von
Kraft,
haltend
die Fülle,
ausatmend
das Durchströmtwerden,
und in der Atemstille
das Schweigen der tiefen Ruhe.

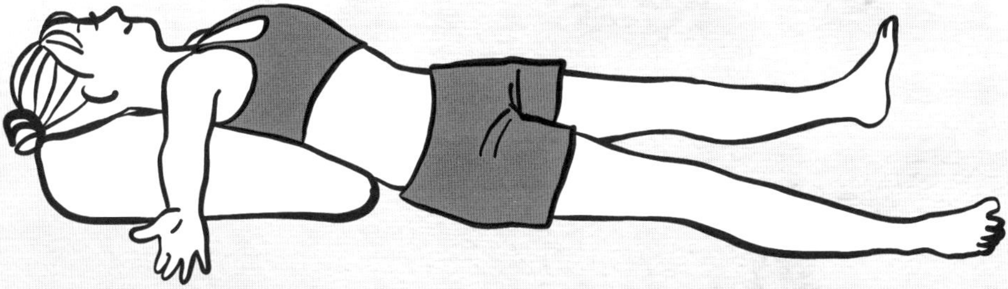

21 | Juli

PRANAYAMA: UJJAYI-ATMUNG

Bei der Ujjayi-Atmung wird der Atem hörbar gemacht, indem die Stimmritze verengt wird. Wegen des dabei entstehenden Geräusches, einer Art Rauschen, wird die Atmung manchmal auch Meeresrauschen genannt. Das Rauschen entsteht, indem die Zunge an den oberen Gaumen gelegt wird und durch die Nase mit Geräusch ausgeatmet wird. Durch die Verengung der Stimmritze lässt sich der Atem feiner steuern und verlängern. Die Atmung kann im Liegen und Sitzen geübt werden. Die Verlängerung des Ausatems hat eine beruhigende Wirkung auf das Nervensystem.

22 | Juli

Wenn wir unsere Aufmerksamkeit auf den Atem richten und stets zu ihm zurückkehren, sind wir nicht länger Spielball unserer Gedanken.

23 | Juli

Man muss die Organe straffen, den Atem zähmen und den Verstand trainieren, um Pranayama zu machen, weiß B.K.S. Iyengar. Es kann nicht wie eine Pille verschluckt oder injiziert werden. Es bedarf regelmäßiger Übung.

24 | Juli

PRANAYAMA: SCHÄDELLEUCHTEN

Kapalabhati

Aufrecht sitzend versuchsweise durch die Nase so ausatmen, als wollte man einen lästigen Fussel aus dem Nasengang entfernen. Wiederholen, und auf diese Weise üben, kurze kräftige Ausatemzüge durch die Nase zu machen. Spüren, dass sich dabei die Bauchdecke etwas nach innen bewegt und einatmend von ganz allein wieder vorschnellt. Sobald ein müheloses und feines Ausatmen gelingt, erst 20 solcher Atemstöße

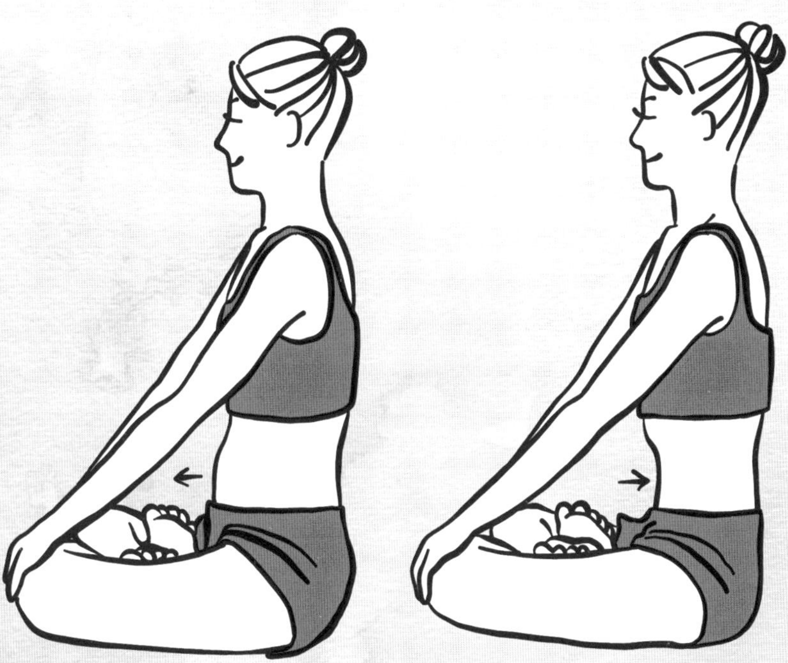

durchführen, dann 40 oder 60. Es reicht, sich völlig auf den Ausatem zu konzentrieren.
Beachten: Oberkörper und Kopf bleiben völlig unbewegt, einzig die Bauchdecke ist aktiv.
Diese reinigende Atemübung erfrischt und schenkt neue Energie, weil die Sauerstoffzufuhr zum Gehirn angekurbelt wird. Sie massiert die Bauchorgane und belüftet die Nebenhöhlen.
Hinterher spüren, dass sich Nase und Stirn oder der ganze Schädel kühl und frisch anfühlen.

25 | Juli

Achte auf den Atem
– ohne dass du etwas willst –
und bedenke:
In dir ist eine Kraft,
die will, dass du atmest und lebst
und dich mit allem Lebendigen verbindet.

26 | Juli

B.K.S. Iyengar erinnert, das Praktizieren von Atemübungen nicht als reines Abarbeiten von Techniken zu sehen, denn eine richtig ausgeführte Atemübung (Pranayama) forme den Körper, forme die Lungen, forme das Gehirn. Das braucht Zeit.

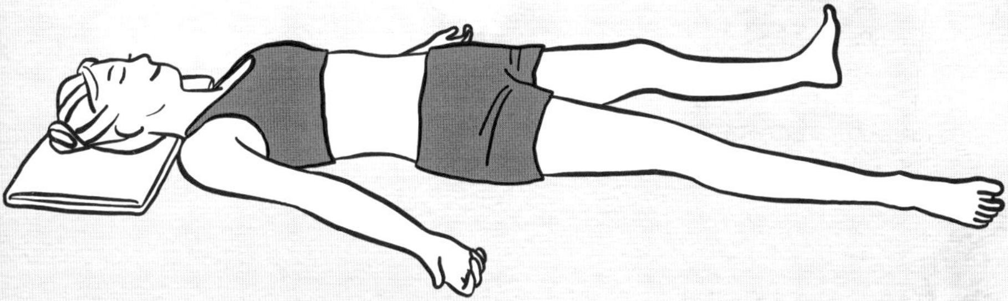

27 | Juli

PRANAYAMA: VERTIEFTE YOGAATMUNG

In der Rückenlage mit unterlegtem Kopf bequem liegend Kontakt mit dem natürlichen Atemfluss aufnehmen. Dann atmen mit der Vorstellung: Der Einatem beginnt bei den Beinen, geht über den Bauch bis ins Gehirn von unten nach oben hoch. Die Atemfülle einen kurzen Moment wahrnehmen und dann sanft, langsam, lang und fein über die Kehle in den Bauch ausatmen. Die Atmung geschieht durch die Nase. Spüren, wie sich der Einatem vertieft und die Ausatmung verlängert, und sich so Entspannung und Wohlgefühl einstellen können.

28 | Juli

PRANAYAMA: WECHSELATMUNG

Nadi Shodana Pranayama

Bei dieser Atemtechnik wird abwechselnd das linke und rechte Nasenloch verschlossen und jeweils nur über eine Seite ein- und ausgeatmet. Bei der Wechselatmung wird von der aktiven Hand (Rechtshänder rechts) Ringfinger und Mittelfinger zur Handinnenfläche abgeknickt und die Ringfingerkuppe und Daumenkuppe an der Kuhle zwischen Nasenflügel und Nasenknorpel sachte angelegt. Nach einer Einatmung durch beide Nasenseiten wird ein Nasenflügel sanft zugehalten. Nach der Ausatmung auf der anderen Seite wird hier auch wieder eingeatmet.
Dann die Nasenseite wechseln und auf der anderen Nasenseite erst aus, dann einatmen. Lange hin und her wechseln.
Mit der Zeit den Ausatem länger werden lassen als den Einatem.
Immer: Aus – Ein – Wechseln.
Im Yoga spricht man den beiden Nasengängen unterschiedliche Energien zu, beruhigend und belebend, welche durch das Wechseln in Einklang gebracht werden.

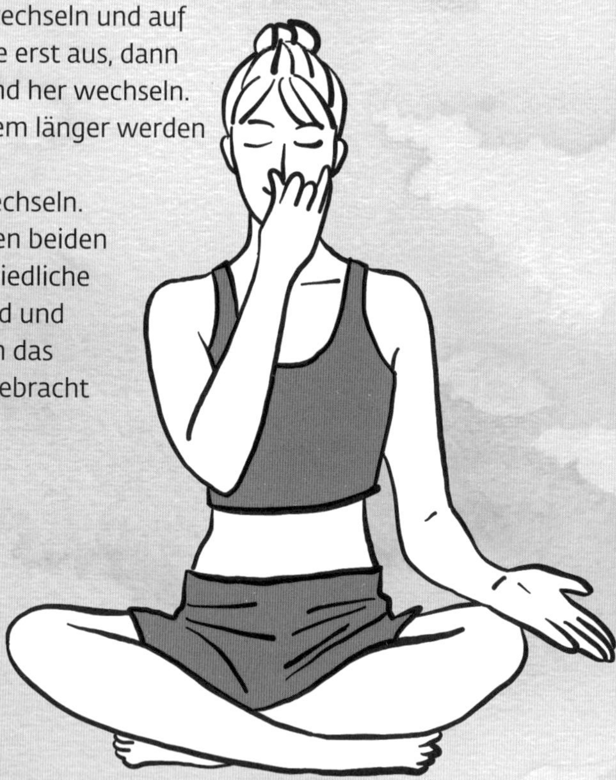

29 | Juli

Du lebst durch deinen Atem.
Du bist ein Produkt deines Atems.
Und die Realisation deiner Ziele geschieht durch den Atem.
In dem Moment, da du wirklich
mit deinem Atem verbunden bist,
strömt das Universum in dich hinein.

YOGA BHAJAN

30 | Juli

DER ATEM IST MEIN BESTER FREUND

Der Atem ist immer da.
Zu jeder Zeit kann ich mich bei ihm einhaken
wie bei einer besten Freundin, einem besten Freund.
Er passt sich mir an und versorgt mich.
Er zeigt mir auch, wie es um mich bestellt ist.
Der Atem ist ein Meditationsobjekt in mir.
Ich brauche nichts anderes.

CLAUDIA PETERS

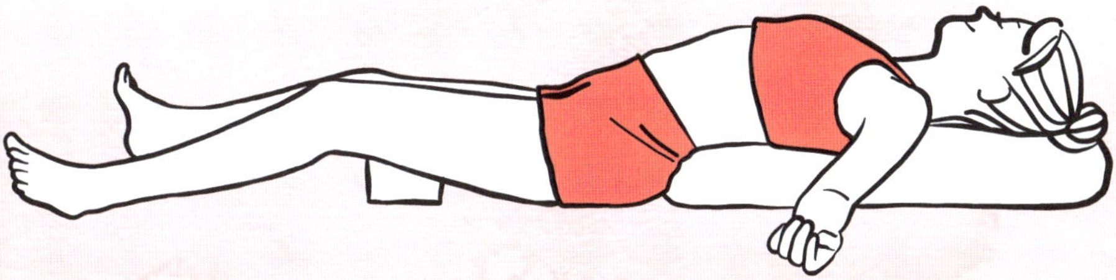

31 | Juli

PRANAYAMA: ATEMBEOBACHTUNG IN SAVASANA

Eine Wolldecke der Länge nach dritteln, so dass die Wirbelsäule von ihr in der Rückenlage unterstützt wird. Am Ende der Decke eine weitere Decke als Kopfunterlage platzieren. Das Becken bleibt am Boden, während die Wirbelsäule achtsam auf der gedrittelten Decke abgelegt wird. Dann zwei Klötze unter die Oberschenkel schieben, durch deren Erhöhung das Kreuzbein und der untere Rücken besser entspannen können. Dem natürlichen Atemfluss wie ein Beobachter zuschauen. Nicht eingreifen. Spüren, wie der Atem als Geschenk kommt und geht – ohne Zutun.

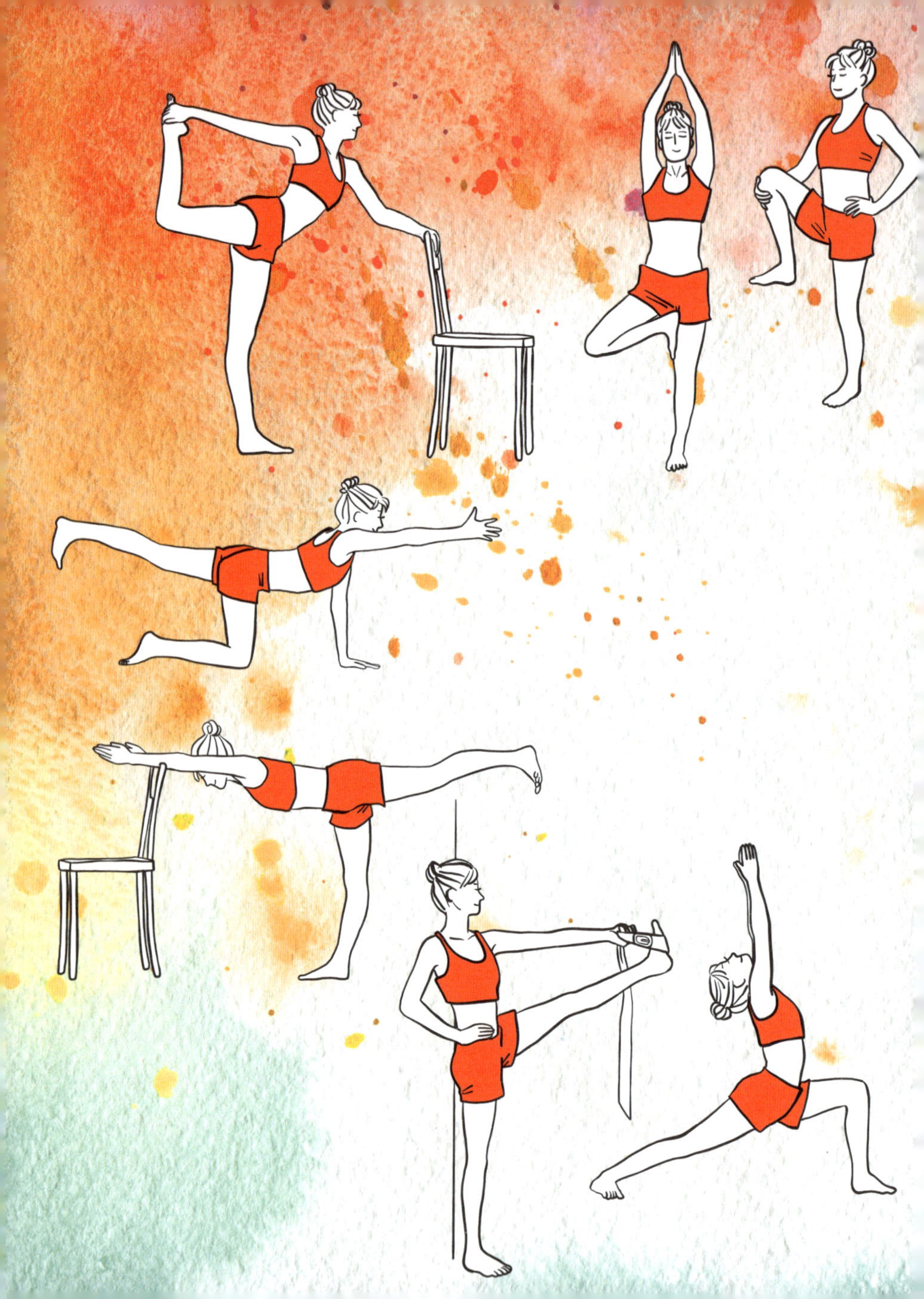

August

Ins Gleichgewicht (zurück)finden

Balance üben

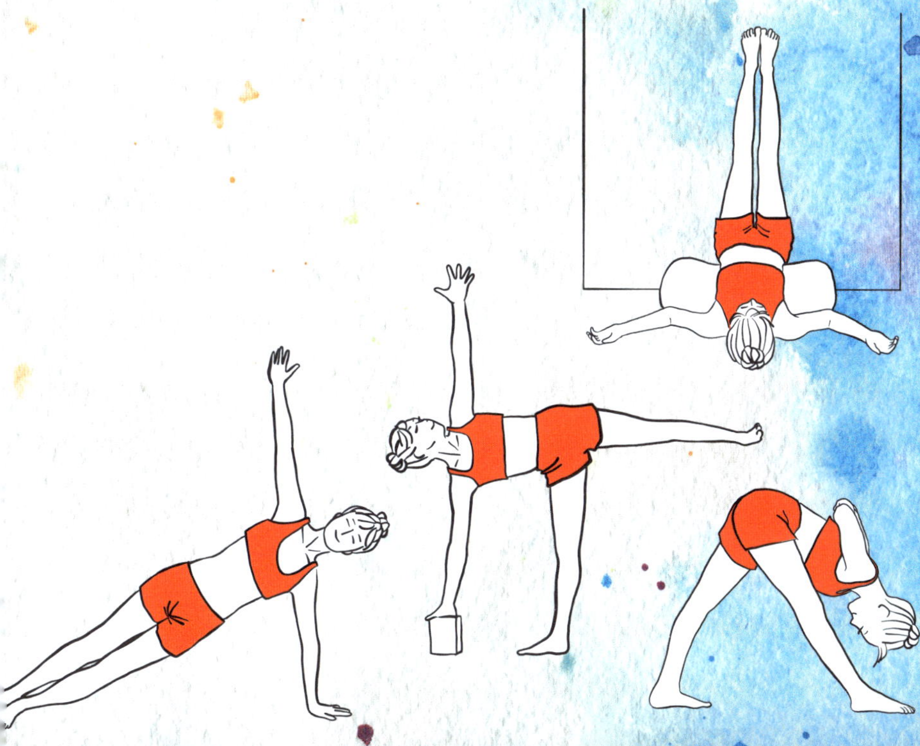

1 | August

ÜBUNG:
AUF EINEM BEIN STEHEN

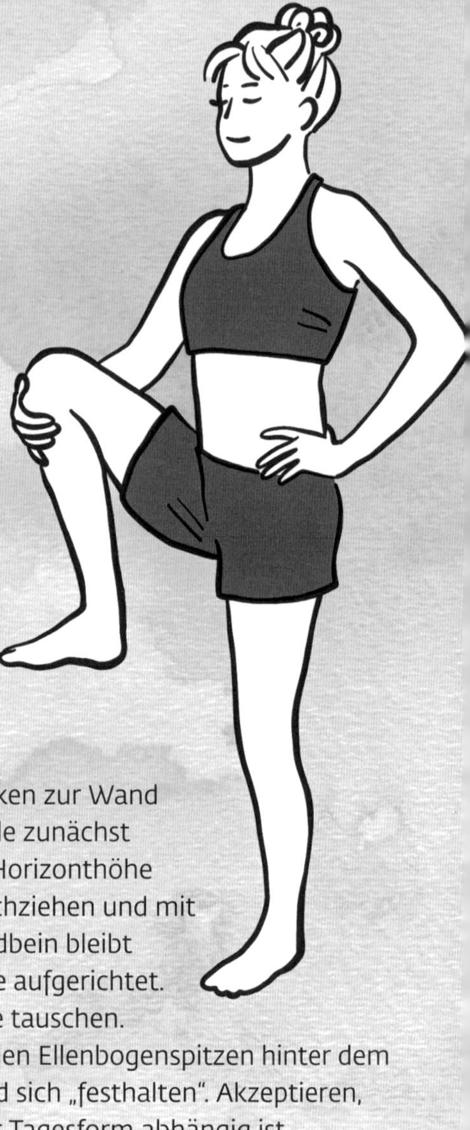

Mit ein wenig Abstand mit dem Rücken zur Wand in der Berghaltung stehend die Hände zunächst am Becken einstützen. Den Blick in Horizonthöhe gehoben ein Knie stark zur Brust hochziehen und mit beiden Händen umgreifen. Das Standbein bleibt gestreckt und die Wirbelsäule gerade aufgerichtet. Eine Weile stehen und dann die Seite tauschen.
Tipp: Ist der Stand zu unsicher, mit den Ellenbogenspitzen hinter dem Rücken gegen die Wand drücken und sich „festhalten". Akzeptieren, dass das Gleichgewicht auch von der Tagesform abhängig ist.

2 | August

DU KANNST KEINEN PREIS GEWINNEN

Das Schöne und Wohltuende beim Yogapraktizieren ist, dass du, im Gegensatz zum Sport oder vielen anderen Lebensbereichen, keinen Preis, keinen Pokal, keine Urkunde gewinnen kannst. Denn darum geht es auch gar nicht. Worum es geht? Nicht weiter, höher, schneller, besser sein müssen, sondern annehmen dürfen, was ist, im Wohl-wollen mit sich sein, in liebe-volle Akzeptanz kommen. Ist das nicht wunderbar?

CLAUDIA PETERS

3 | August

Ganz gleich wie beschwerlich dein Gestern war.
Stets kannst du im Heute von neuem beginnen.

BUDDHA

4 | August

ASANA: BAUMHALTUNG

Vrikshasana

In der Berghaltung mit einer Schulter seitlich etwa zwei Fußlängen von der Wand entfernt stehend das Knie, welches näher zur Wand ist, zum Brustkorb hochziehen. Während die Hand das Fußgelenk hält, das Knie zur Wand nach außen sinken lassen und gegen die Wand stützen. Den gewonnen Halt wahrnehmen. Die Fußsohle so hoch wie möglich an der Oberschenkelinnenseite des Standbeines ansetzen, so dass die Zehen nach unten schauen.
Die gestreckten Arme nach oben heben. Sich wie ein Baum fühlen, der fest verwurzelt steht, vom Wind leicht wanken darf, aber seine Stabilität bewahrt und sich zum Licht hin nach oben reckt. Bei gutem Gleichgewicht gerne auch ohne Wandunterstützung ausführen.

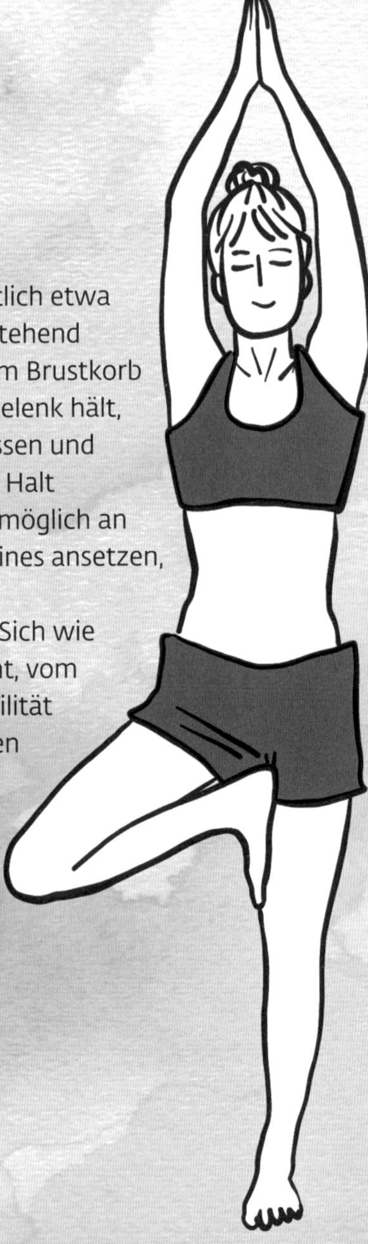

5 | August

Bemühen wir uns um die Wurzel des Baumes, werden Knospen sprießen und ihren Duft verströmen. Bemühen wir uns um den Körper, duften Geist und Seele, verrät uns B.K.S. Iyengar.

6 | August

DER BAUM

Stehen
allen inneren und äußeren
Stürmen
zum Trotz
Stamm werden
biegsamer
allem
was kommen mag
das Wachsen umarmen
die Weite
und alles andere
zwischen Wurzel und Krone

ISABELLA SCHNEIDER

7 | August

Wenn du fällst, werde ich da sein.
In Liebe,
deine Matte.

8 | August

IN DER VERBINDUNG LIEGT DIE KRAFT

Die englische Yoga-Lehrerin Vanda Scavarelli lehrt, im Yoga nicht mit Kraft zu arbeiten oder gar ans Limit zu gehen, sondern im Gegenteil weniger zu machen und geduldig in den Körper zu spüren. Dieses Loslassen von festen Vorstellungen und vom Anhaften an die äußere Asana-Form, so erklärte sie, wäre ein Schlüssel zu einer freien, aus der Intelligenz des Körpers und der Wirbelsäule entstehenden Bewegung.
Sie empfiehlt, nicht von außen nach innen zu arbeiten: So muss ein bestimmtes Asana aussehen, also nehme ich die Form so gut es geht ein. Stattdessen sollten wir die Form aus dem Inneren entstehen lassen, ihr Zeit und Geduld geben, sich zu entfalten und zu offenbaren. In genau der Weise, wie es unsere Körper hier und jetzt erlauben und jede Bewegung aus der Stille heraus achtsam wachsen zu lassen, ganz so, wie ein Baum aus der Erde wächst; langsam, in seiner absolut einzigartigen Form. Um das zu erleben, sollten wir den Atem bewusst auf jene Anspannungen lenken, mit denen der Körper seine Grenzen zeigt.

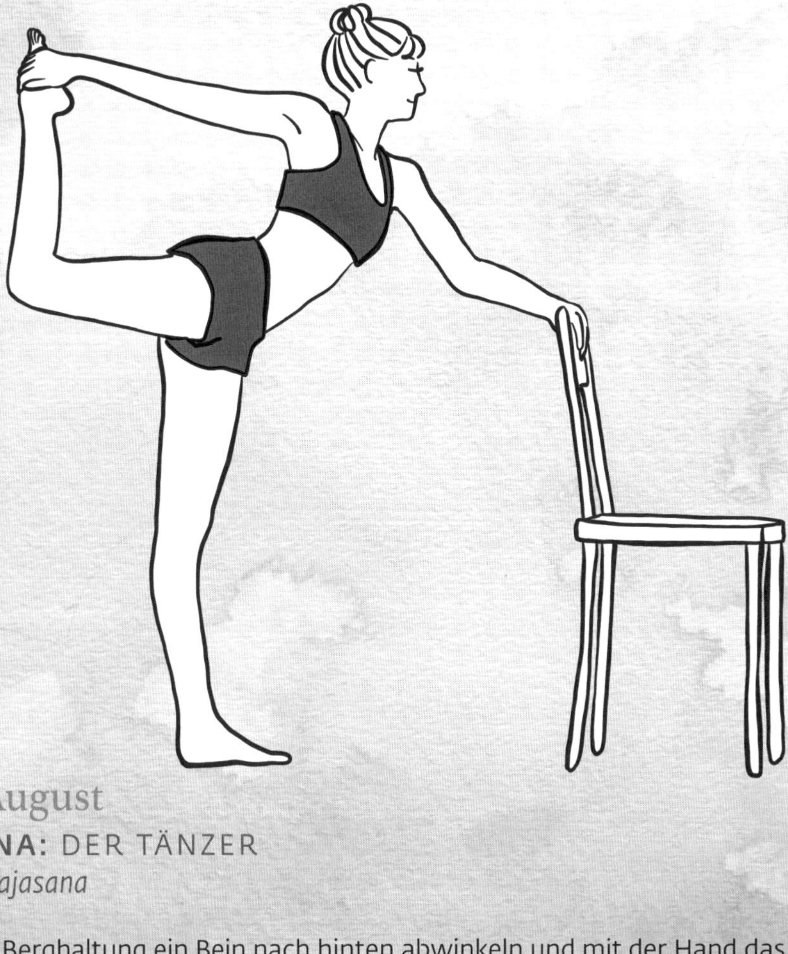

9 | August

ASANA: DER TÄNZER

Natarajasana

In der Berghaltung ein Bein nach hinten abwinkeln und mit der Hand das Fußgelenk greifen. Das Knie nach unten und hinten drücken und spüren, dass der Oberschenkel sich dehnt. Den anderen Arm hochstrecken und mit dem Oberkörper nach vorne verlagern, während der gehaltene Fuß nach hinten oben strebt. Eventuell einen Stuhl vor sich zum Festhalten hinstellen.

10 | August

ASANA: ZWEIFÜSSLERSTAND

Im Vierfüßlerstand ein Bein gestreckt anheben, bis es eine gerade Linie mit dem Rücken bildet. Dann den Arm der anderen Körperseite ebenso strecken und heben. Sich in die Länge ziehen, das Gleichgewicht halten und ruhig atmen. Darauf achten, dass der Bauch nicht einfach durchhängt. Das Steißbein einziehen und sich vorstellen, dass die unteren Bauchorgane näher zur Wirbelsäule gezogen werden sollen. Den Seitenwechsel nicht vergessen.

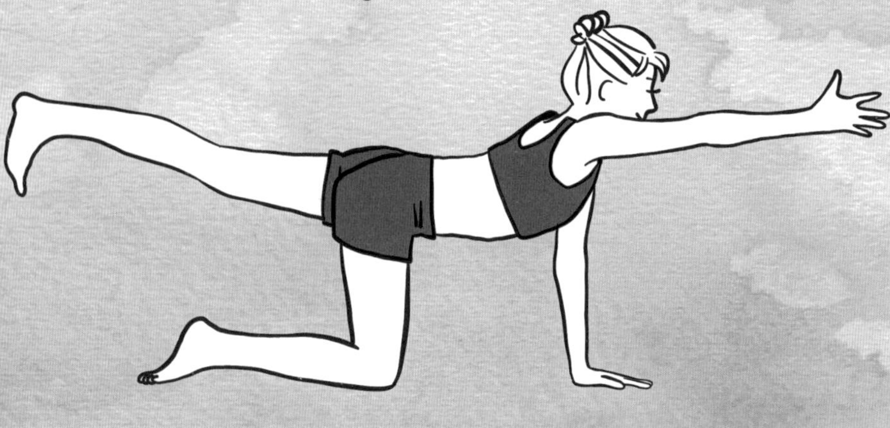

11 | August

Wenn ein Mensch Asana auf die richtige Art und Weise übt,
so hat das zur Folge, dass er auch durch extreme Einflüsse
nicht aus dem Gleichgewicht gebracht wird.

YOGASUTRA 2.48

12 | August

YOGISCHE ZEITRÄUME

In Bezug auf Veränderungen von Gewohnheiten
ist Ausdauer und Regelmäßigkeit entscheidend:
40 Tage wandeln eine alte Gewohnheit
90 Tage bestätigen die neue Gewohnheit
120 Tage lassen sie zur zweiten Natur werden
1000 Tage stellen sicher, dass die Gewohnheit verinnerlicht ist

13 | August

Die Weisheit des Lebens
besteht im Finden der Balance
zwischen dem Festhalten und dem Loslassen.

14 | August

Hast du gelernt, auf deinen Körper zu hören,
mit ihm zu gehen und nicht gegen ihn anzugehen:
Du wirst überrascht sein, in welch unglaublicher Weise
dein Körper reagiert, wenn du gut zu ihm bist.

15 | August

ASANA: HELD 3 MIT STUHL

Virabhadrasana 3

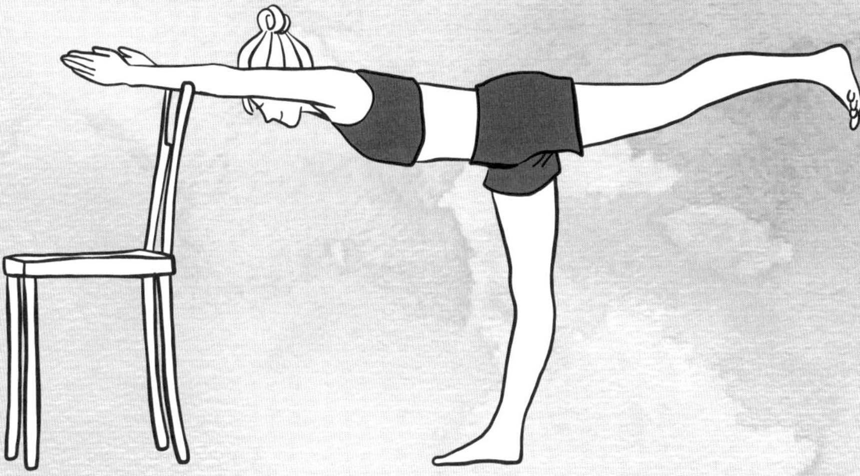

Bei dieser Gleichgewichtshaltung besteht die Schwierigkeit darin, das gehobene Bein, Becken, Brustkorb und Schultern in eine Linie zu bringen. Dafür vor einem Stuhl mit Abstand stehend die Arme nach oben strecken und den Oberkörper nach vorne beugen, bis die Handkanten oder Handgelenke, Unterarme, je nach Abstand zum Stuhl, aufgelegt werden können. Das Becken nach hinten zurück- und somit den Rücken langziehen. Ein gestrecktes Bein nach oben heben und darauf achten, dass dessen Oberschenkel nach innen gezogen wird. Den Blick geradeaus halten, um eine Rundung im Rücken zu vermeiden. Darauf achten, dass das Standbein genau senkrecht steht. Die kräftigende Wirkung spüren und nach einigen Atemzügen die Beinseite tauschen.

16 | August

Ein Vogel mit nur einem Flügel
kann nicht fliegen.
Er braucht deren zwei.
Um das höchste spirituelle Ziel des Yoga zu erreichen,
brauchen wir auch beide Seiten des Yoga:
die Disziplin und Anstrengung, das Feuer auf der einen Seite
und die Entspannung, das Loslassen und die Hingabe
auf der anderen Seite.

17 | August

Wer Yoga übt, so berichtet B.K.S. Iyengar,
entfernt das Unkraut aus dem Körper,
so dass der Garten wachsen kann.

18 | August

ASANA: INTENSIVE BEINSTRECKUNG MIT HAND ZUM FUSS

Utthita Hasta Padangushtasana 1

Mit dem Rücken nah der Wand in der Berghaltung stehen. Während ein Bein gebeugt und hochgezogen wird, das Standbein gestreckt lassen. Eine kleine Gurtschlinge um die Fußsohle des gehobenen Fußes legen und mit der Hand dieser Körperseite von unten in die Gurtschlinge fassen, so dass die Handinnenfläche nach oben schaut. Das Bein nach vorne ausstecken. Darauf achten, dass das Becken parallel bleibt und die Wirbelsäule aufrecht. Spüren, wie das gehobene Bein bei jeder Einatmung ein wenig höher gehoben werden kann und bei jeder Ausatmung zurück in die Hüftpfanne gezogen wird. Das Wechseln der Seite nicht vergessen.

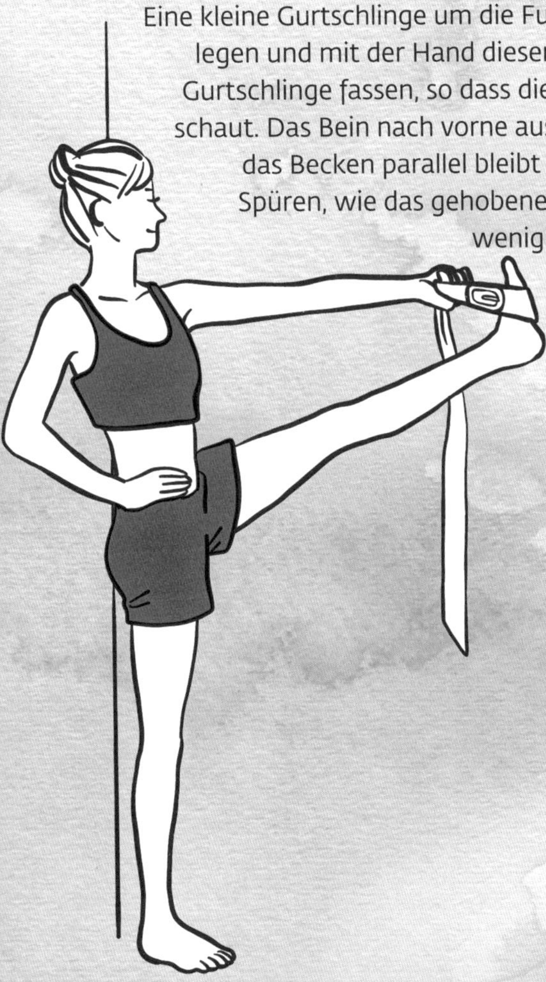

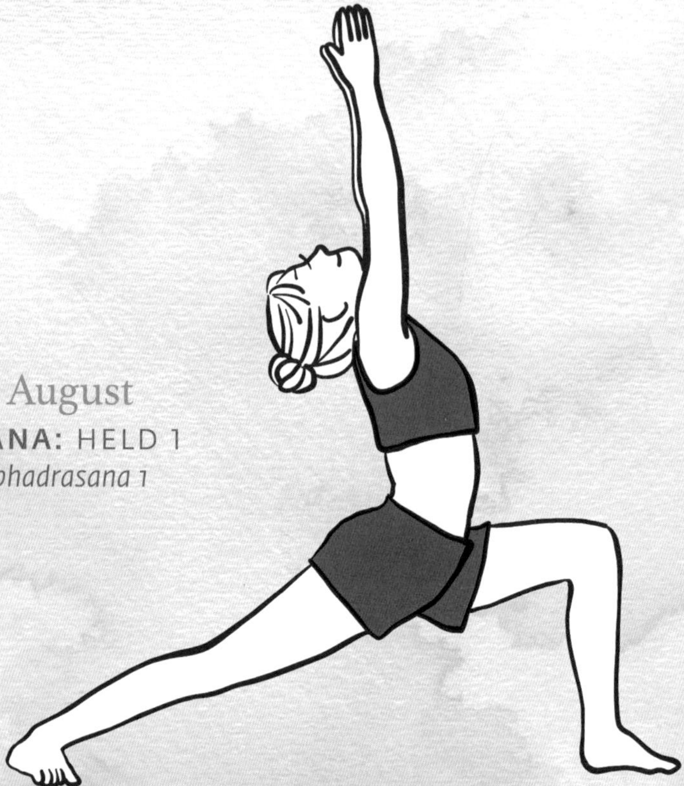

19 | August

ASANA: HELD 1

Virabhadrasana 1

Aus einer großen Schrittstellung heraus das vordere Bein neunzig Grad anwinkeln. Das Knie über das Fußgelenk bringen und das Schienbein senkrecht halten, während die gestreckten Arme gehoben werden. Spüren, dass die Schultern über den Hüften bleiben und nicht nach vorne „eilen". Den Blick Richtung Daumen nach oben bringen. Darauf achten, dass die Hüftknochen und Schultergelenke parallel bleiben und das Steißbein nach unten und innen gezogen ist. Nach einigen tiefen Atemzügen auflösen und die andere Seite üben.
Tipp: Die vordere Fußsohle fest in den Boden drücken, um ein Vorlehnen des Oberkörpers zu verhindern.

20 | August

Gott verzeiht alles,
aber er befreit nicht vom Naturgesetz.

AUGUSTINUS

21 | August

Asanas sollen gleichermaßen die Qualitäten Stabilität und Leichtigkeit haben.

YOGASUTRA

22 | August

Über allen Tugenden steht eines:
Das beständige Streben nach oben,
das Ringen mit sich selbst,
das unersättliche Verlangen nach
größerer Reinheit, Weisheit, Güte, Liebe.

JOHANN WOLFGANG VON GOETHE

23 | August

ASANA: SEITLICHER STRECKSTÜTZ

Vasisthasana

Im Vierfüßlerstand die eng geschlossenen Beine durchstrecken und auf den Vorderfüßen stehen. Beide Arme durchstrecken und den Oberkörper heben (siehe Schiefe-Brett-Haltung im Juni). Dann auf die Fußaußenkanten kommen und sich zur Seite öffnen. Nur noch auf einer Hand stehend den anderen Arm erst nach oben zur Decke, dann in Verlängerung der Flanke übers Ohr heben.
Die ganze Körperseite von den Fußaußenkanten bis zu den Fingerspitzen des gehobenen gestreckten Armes längen. Die Hüfte gut angehoben einige Atemzüge halten und zurückkommen in den Vierfüßlerstand.
Zur anderen Seite öffnen und atmen nicht vergessen.

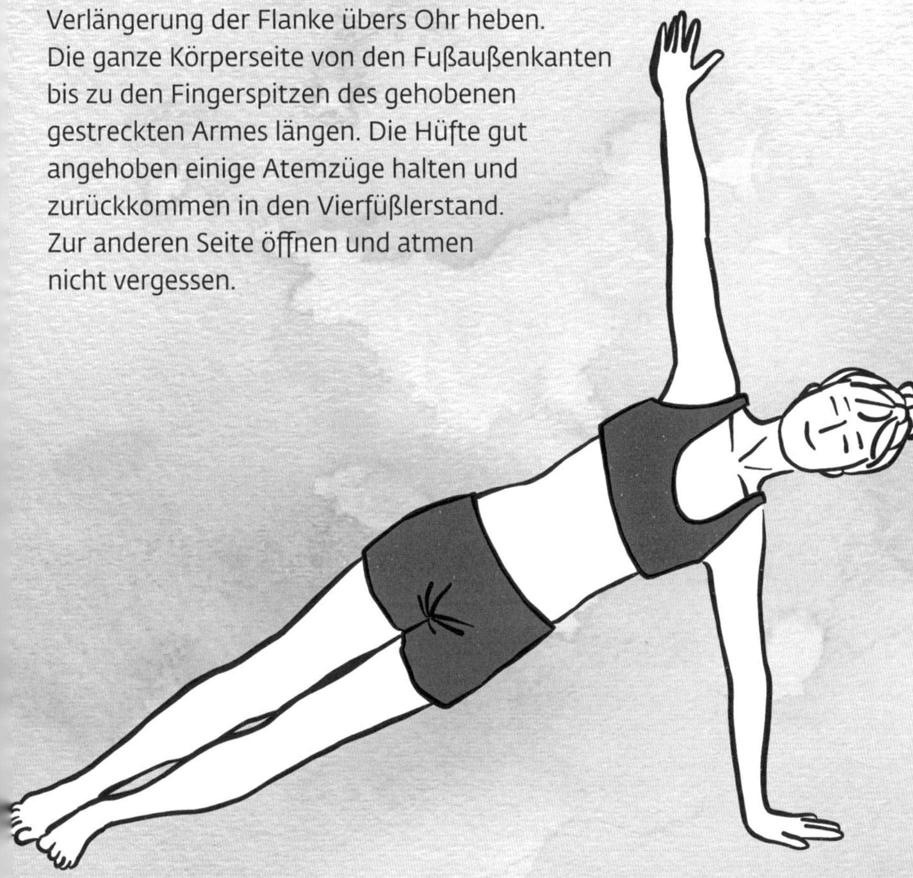

24 | August
ERMUTIGUNG

Wie ein Kieselstein auf der Oberfläche eines stillen Sees kleine Kreise entstehen lässt, die sich konzentrisch ausweiten, so breiten sich die positiven Wirkungen des Yoga auf alle Aspekte des Lebens aus, bestärkt uns die Ärztin Mary Pullig Schatz. Sie weiß, dass in dem Maß, wie sich die Muskelkraft, die Beweglichkeit der Gelenke und die neuromuskuläre Koordination verbessert, sich auch die Fähigkeit, sich leicht und sicher zu bewegen, entwickelt. Die lebenswichtige Steigerung der Beweglichkeit führt zu Unabhängigkeit, Selbstbestimmung und neuem Interesse am Leben, beschreibt sie aus ihrer Erfahrung. Sie erinnert uns daran, dass der Teufelskreis von Untätigkeit, Abbau und Depression abgelöst wird durch einen Kreis von positiven Verstärkungen.

25 | August
ASANA: HALBMOND MIT RÜCKEN ZUR WAND
Ardha Chandrasana

Mit dem Rücken eng zur Wand in großer Grätsche stehend in das Dreieck gehen, also einen Fuß 90 Grad ausstellen, einen Klotz zwischen Wade und Wand stellen, den anderen Vorderfuß leicht nach innen ziehen und die Arme in Schulterhöhe strecken. Bei gestreckten, angespannten Beinen mit Rücken und Armen an der Wand entlang herunterkommen,

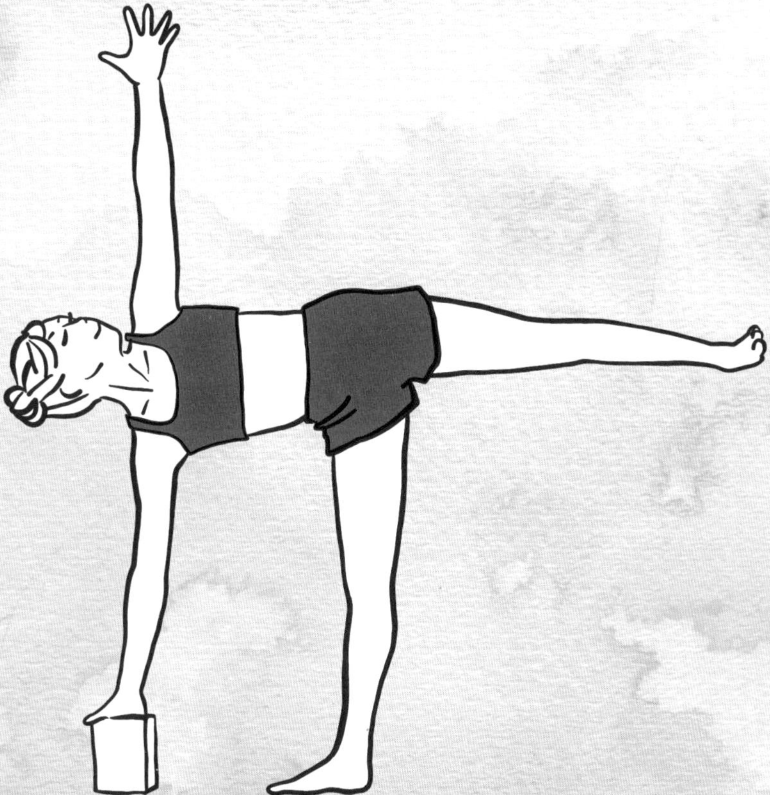

bis die Hand den Klotz erreicht und dort stützen kann. Nur kurz verweilen, dann das ausgestellte Bein anwinkeln, gleichzeitig einen Trippelschritt nach vorne mit dem anderen Fuß machend den Klotz greifen und 20–30 cm nach vorne versetzen. Sich darauf abstützen und das hintere Bein heben bis es in Linie mit dem Rücken ist. Standarm und -bein gestreckt lassen und sich mit Becken, Rücken und Schultern an die Wand „anschmiegen". Den gehobenen Vorderfuß nicht hängen lassen. Die Öffnung und Weite spüren und den liebevollen Halt durch die Wand genießen.

26 | August

Im Leben geht es um die richtige Balance.
Sei gütig, aber lass dich nicht ausnutzen.
Vertraue, aber lass dich nicht hintergehen.
Sei zufrieden, aber höre nicht auf, an dir zu arbeiten.

27 | August

Wenn dein Ziel groß ist und deine Mittel klein,
handle trotzdem.
Durch dein Handeln allein werden auch
deine Mittel wachsen.

AUROBINDO GHOSE

28 | August

ASANA: INTENSIVE FLANKENSTRECKUNG

Parsvottanasana

Eine Ferse an der Wand anstellen und in einem großen Ausfallschritt nach vorne stehen. Die Arme seitlich heben und die Handflächen nach oben drehen. Dann die Handflächen hinter dem Rücken aneinanderlegen (Gebetshaltung) und die Handkanten so hoch wie möglich Richtung Schulterblätter schieben. Das Kinn anheben und mit gestrecktem Rücken nach vorne und bei gutem Halt und Gleichgewicht nach unten über das vordere Bein kommen. Darauf achten, dass die Beine gestreckt bleiben.

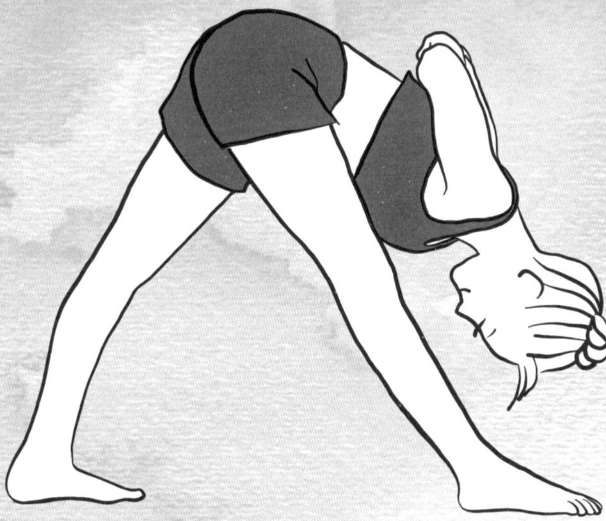

29 | August

Fitness für dein Herz oder Gewichtetraining für deine Muskeln können begrenzt sinnvoll sein, aber sie sind nicht umfassend genug. Idealerweise wird das ganze System, Körper und Geist ins Gleichgewicht gebracht. Ausschlaggebend ist, dass die Übungen mehr Energie vermitteln als sie rauben! Es braucht einen neuen Zugang, denn der Schweiß ist nicht ihr Sinn.
Der Körper ist nicht einfach eine Schale oder irgendein gangbares Gestell für das Leben. Dass wir mit uns selbst wieder in einen inneren Kontakt kommen, darauf kommt es an.

30 | August

Bei Gleichgewichtsübungen geht es nicht um krampfhaftes Aufrechterhalten, sondern in Mühelosigkeit die Balance zu halten, damit der Atem ohne Irritationen frei zu strömen vermag. Der fließende Atem hilft dem Geist, still zu werden, was wiederum das Verweilen im Gleichgewicht unterstützt.

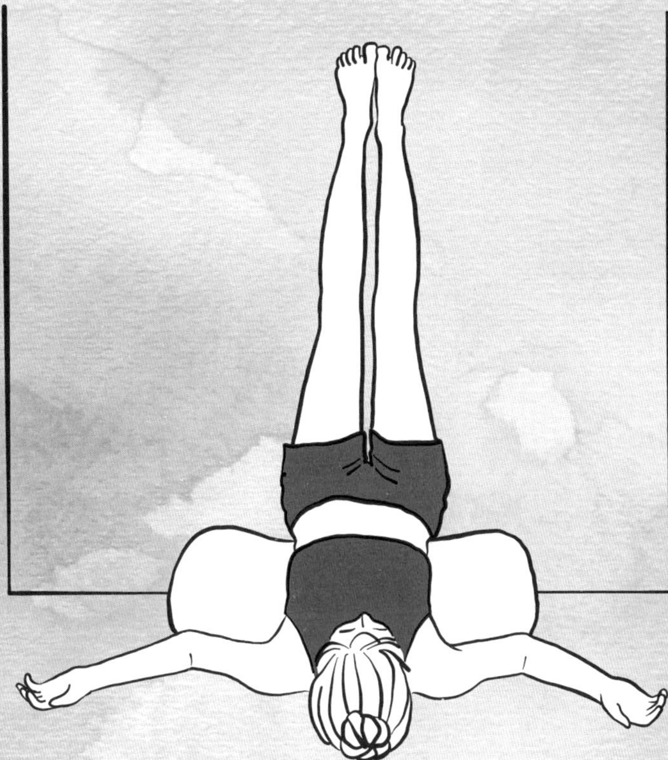

31 | August

ASANA: UMKEHRSTELLUNG AN DER WAND MIT ERHÖHTEM BECKEN

Viparita Karani

Seitlich eng an der Wand sitzend die Beine nach oben an die Wand schwingen. Sich mit den Füßen an der Wand abstützen und mit Hilfe der Oberarme/Ellenbogen näher zur Wand „laufen". Bei Wandkontakt der Beinrückseite und gerader Ausrichtung einen Klotz oder das Bolster unter das Becken schieben und die Arme in U-Form entspannt ablegen. In dieser Umkehrhaltung den Bauch weich werden lassen und den natürlichen und mühelosen Atem im Bauch spüren.
Die regenerative Wirkung eine ganze Zeit genießen.

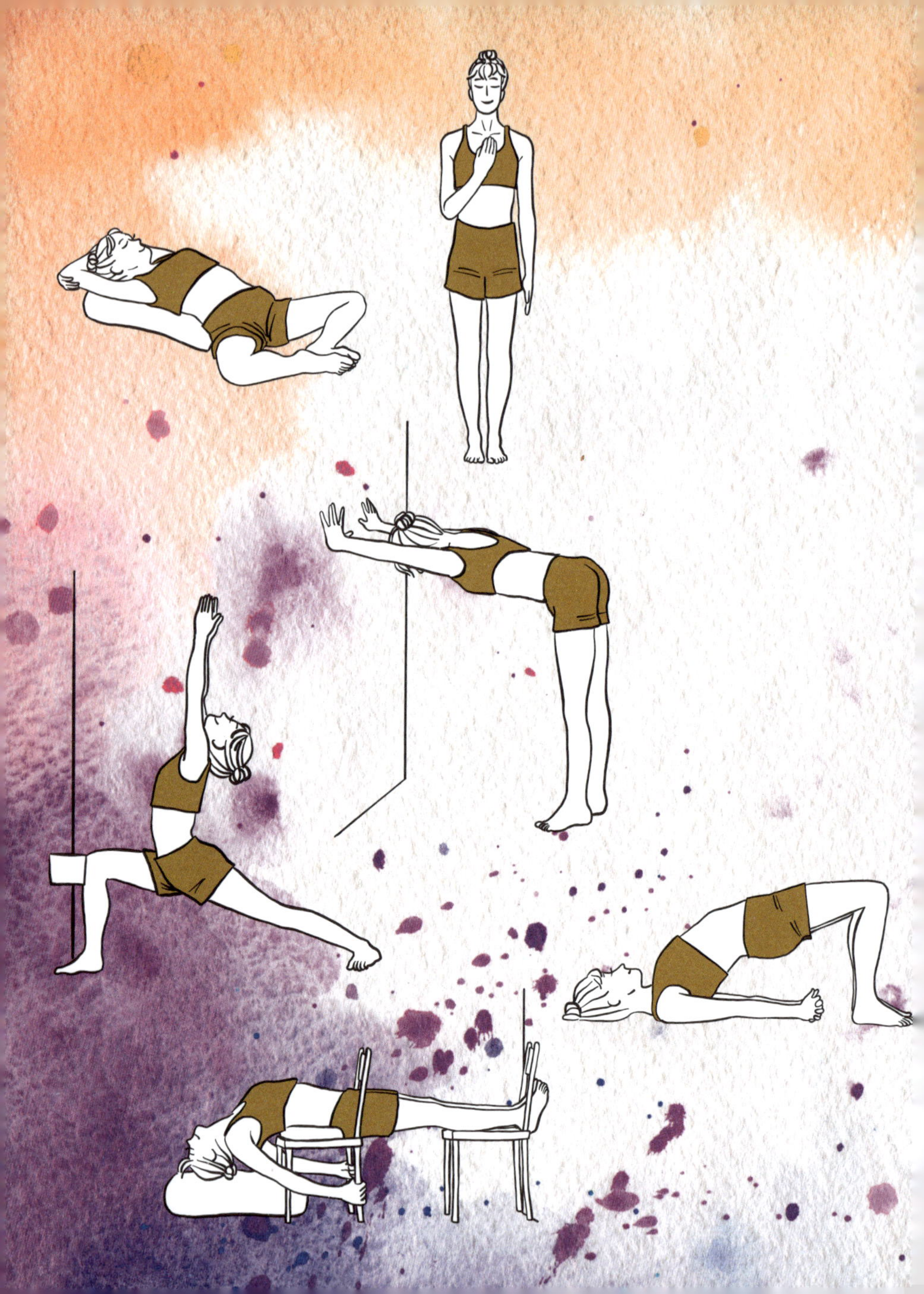

September

Das Immunsystem stärken

Thymusdrüse aktivieren
und den Brustkorb weiten

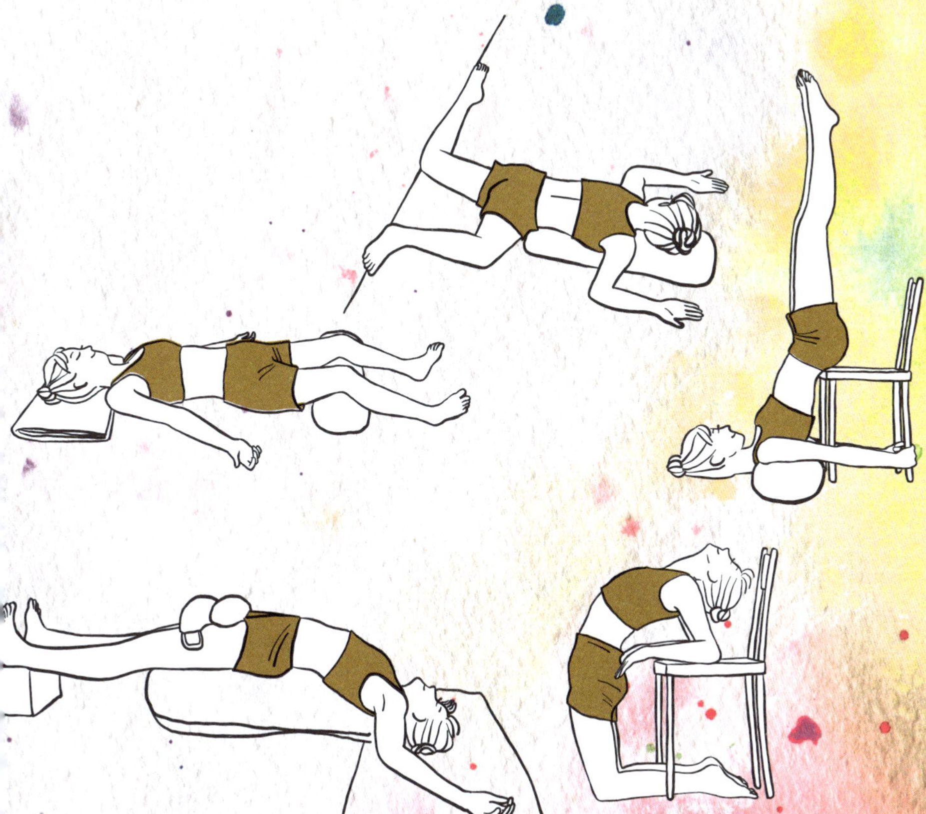

1 | September

ÜBUNG: DIE THYMUSDRÜSE ABKLOPFEN

Die Thymusdrüse ist eine endokrine Drüse, die für die Produktion von Hormonen verantwortlich ist, die das Immunsystem stärken. In der Berghaltung stehend mit den Fingerkuppen der aktiven Hand etwa 30 Sekunden lang auf das Brustbein klopfen. Die unter dem Brustbein liegende Thymusdrüse wird aktiviert. Eine schnelle und effektive Methode, um Stress abzubauen und die Abwehrkräfte zu steigern.

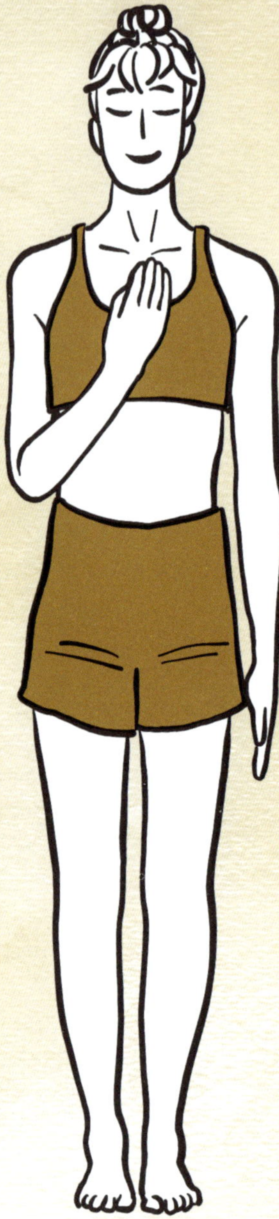

2 | September

Wir sehen den Körper nicht als äußere Form,
sondern als Gefäß für den inneren Strom des Lebens.

VICTOR VAN KOOTEN

3 | September

YOGA IST EIN GESCHENK FÜR DAS ALTER

Geeta Iyengar, Tochter des berühmten, 2014 verstorbenen Yogalehrers B.K.S. Iyengar, sagt in ihrem Buch „Yoga für die Frau", dass Yoga ein Geschenk für das Alter ist. Wer sich im Alter Yoga widme, erlange nicht nur Gesundheit und Zufriedenheit, sondern auch Frische des Verstandes, er werde der Zukunft froh entgegensehen, anstatt der Vergangenheit nachzutrauern. Einsamkeitsgefühle und Nervosität, die Kummer und Traurigkeit heraufbeschwören, wirke Yoga entgegen. Es sei also nie zu spät, um damit anzufangen. Yoga, im Alter begonnen, sei wie eine Widergeburt und lasse uns dem Tod gelassen entgegensehen.

4 | September

ASANA: LIEGENDER GEHALTENER WINKEL ÜBER BOLSTER

Supta Baddha Konasana

Vor dem Bolster mit aneinandergelegten Fußsohlen in der Winkelhaltung am Boden sitzen. Die Hände hinter der Wirbelsäule am Boden aufstützen und den Rücken über dem Bolster achtsam ablegen. Eine Wolldecke oder einen Klotz unter den Hinterkopf ziehen.
Die gestreckten Arme nach oben über den Kopf führen. Dort fassen die Hände den gegenüberliegenden Ellenbogen. Spüren wie diese Armvariante die Brustmuskulatur dehnt, den Brustkorb weitet und die Achselhöhlen öffnet. Nach einiger Zeit die Fassung der Arme tauschen. Zum Nachspüren die Arme zurückführen und entspannt neben dem Körper ablegen.

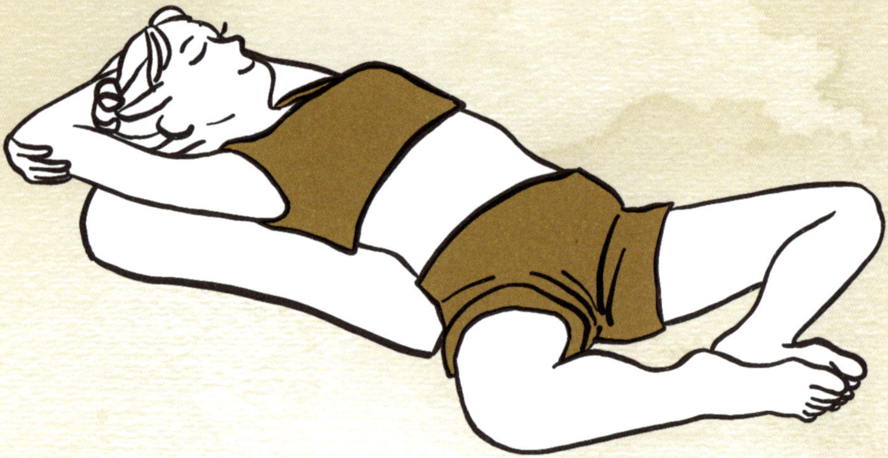

5 | September

Unsere Lebenserfahrungen sind in unserem Körper gespeichert als „zelluläres Bewusstsein".
Durch Yoga können wir uns ein neues Skript geben und alte Gewohnheiten und auch Körpermuster ablegen.
Dazu müssen wir uns vergeben – und den anderen.
Denn alle unerledigten Geschichten sind im zellulären Bewusstsein noch da.

6 | September

Iyengar Yoga ermöglicht allen Übenden eine äußerlich wie innerlich gesunde Ausrichtung und Übungspraxis.
Yoga ist geeignet für jeden: ob jung oder alt, gesund oder mit körperlichen Einschränkungen.

7 | September

Yoga ist nicht nur die Kniffligkeit und Stabilität,
die wir in den Stehhaltungen unterrichten.
Es ist der Spaß und die Freiheit der Jumpings,
es ist die heitere Ruhe der Umkehrhaltungen,
es ist der Reiz der Rückbeugen,
die sanfte Hingabe der Vorwärtsbeugen und
der Entdeckungsdrang der Drehsitze.

MARY DUNN

8 | September

AUSGERECHNET

Wenn ich mit Yoga meinen Tag beginne,
spüre ich sofort meinen Hunger auf Leben,
mein Geist ist klarer und der Körper
fühlt sich warm und wohlig an.
Wenn ich mit Yoga meinen Tag beginne,
verdoppelt sich meine Energie,
meine Probleme scheinen
auf halbe Größe geschrumpft und
das Leben schmeckt viermal so gut.

CAROLA VAHLDIEK

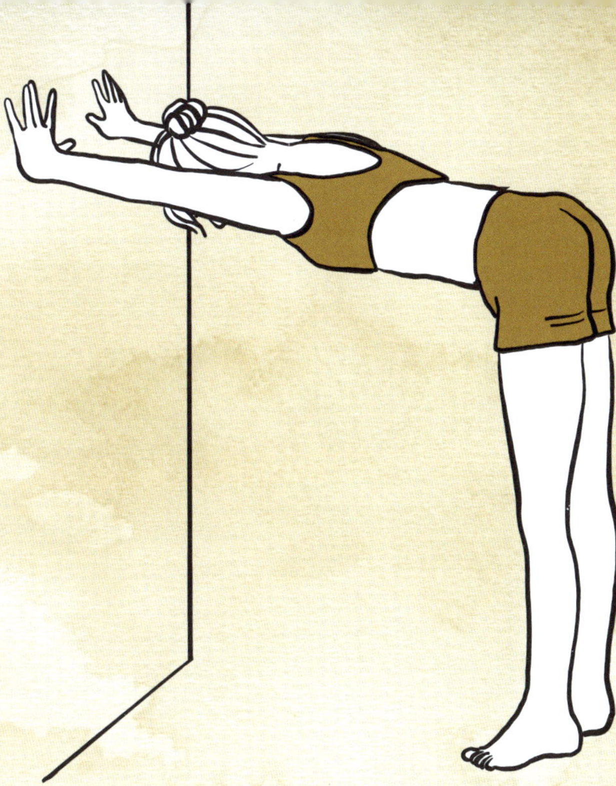

9 | September

ASANA: HALBE VORWÄRTSSTRECKUNG MIT HÄNDEN AN DER WAND

Ardha Uttanasana

Mit den flachen Händen in Hüftknochenhöhe schulterbreit gegen die Wand pressen und mit den Füßen so weit zurücklaufen, bis der Rücken parallel zum Boden ist. Die Beine angespannt, gestreckt und vor allem senkrecht halten. Sich mit den Handballen wie wegdrücken von der Wand, um den Rücken zu verlängern. Das gehobene Kinn hilft, den Rücken gerade und gestreckt zu halten. Spüren, dass sich die Achselhöhlen öffnen.

10 | September

ASANA: HELD 1

Virabhadrasana 1

Mit angewinkeltem Bein einen Klotz zwischen Knie und Wand einklemmen. Mit dem anderen Bein einen großen Ausfallschritt nach hinten machen. Dessen Oberschenkel nach innen eindrehen, damit das Becken parallel vor der Wand ausgerichtet ist. Die gestreckten Arme und das Kinn nach oben heben und sich im Oberkörper aufrichten.

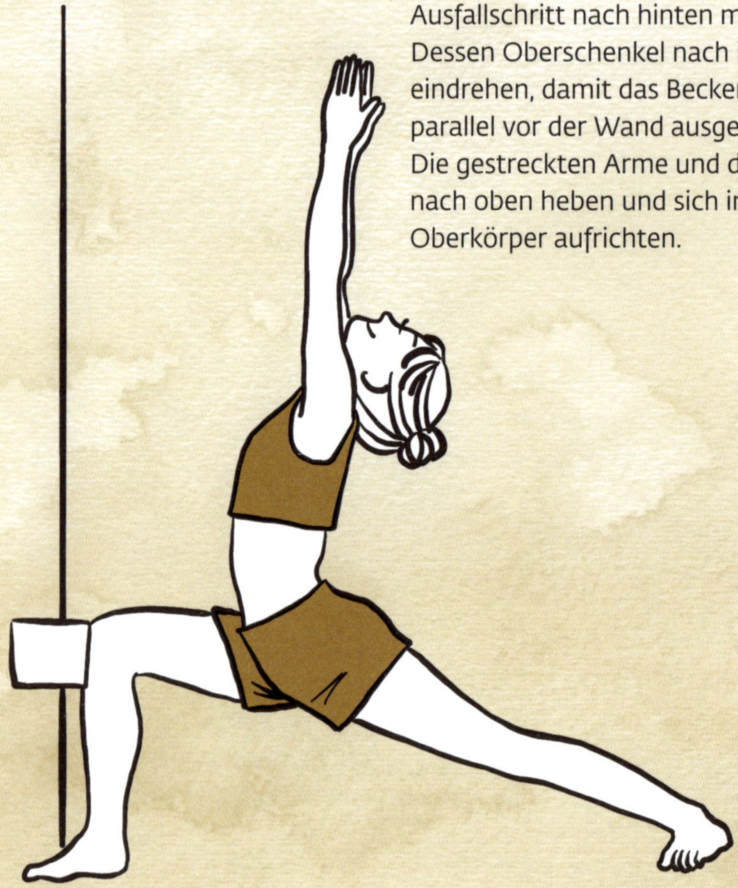

11 | September

Denk oder sprich nicht schlecht über dich selbst,
auch nicht im Scherz.
Dein Körper kennt den Unterschied nicht.
Worte und Gedanken sind Energie
und wirken wie ein Zauberspruch.
Ändere die Art und Weise, wie du
über dich selbst sprichst oder denkst
und du kannst dein Leben ändern.
Was du nicht änderst, wählst du auch.

BRUCE LEE

12 | September

Nicht das Beginnen wird belohnt,
sondern einzig und allein das Durchhalten

BUDDHA

13 | September
KÖRPERGEDÄCHTNIS

Ich bitte meinen Körper
mit seinem unbestechlichen Gedächtnis
nicht festzuhalten
die alten Schrecken,
das Lachen, das im Hals steckt,
das Luftanhalten
und den Druck im Kopf.

Ich bitte meinen Körper
mit seinem unbestechlichen Gedächtnis
die Wärme der Umarmung,
das Leichtgelungene,
das befreite Lachen
und das Ausatmen
ebenfalls erinnerbar zu machen.

Ich brauche dazu die Atempausen

GUNDELA LEENEN

14 | September

Durch den Körper realisierst du, dass du ein göttlicher Funke bist, beschreibt B.K.S.Iyengar die Erfahrung von Yogaübungspraxis.

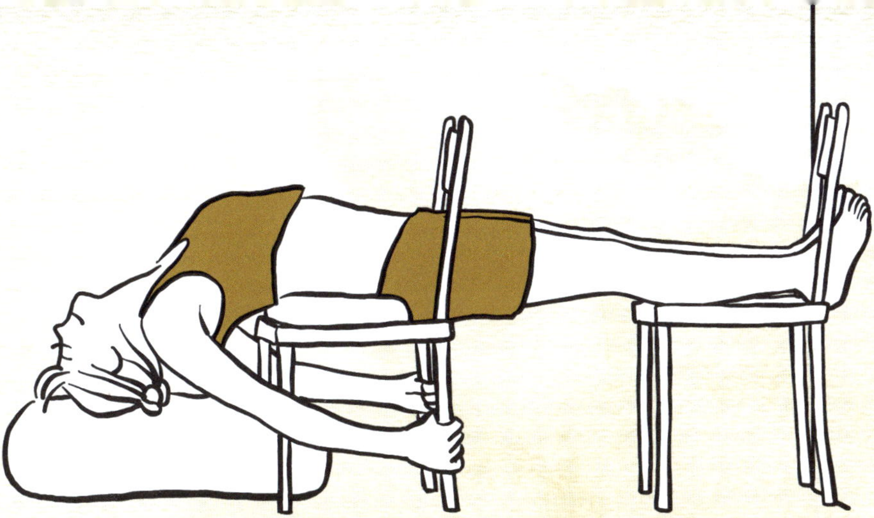

15 | September

ASANA: UMGEKEHRTE STOCKHALTUNG ÜBER ZWEI STÜHLEN, KOPF GESTÜTZT

Viparita Dandasana

Für diese Umkehrstellung wird neben dem Yogastuhl ein weiterer Stuhl oder Hocker benötigt. Dieser steht an der Wand und der Yogastuhl mit der Lehne in Richtung Stuhl und Wand davor. Eine Wolldecke auf die Sitzfläche legen und das Bolster vor und teils unter den Stuhl legen. Dann auf dem Yogastuhl Platz nehmen und die Beine unter der Stuhllehne hindurch auf dem anderen Stuhl oder Hocker ablegen. Den Rücken auf dem Stuhl ablegen und ankommen lassen. Die harte Stuhlflächenkante im Rücken in Brustkorbhöhe spüren. Den Kopf entspannt heruntersinken lassen und wenn möglich auf dem Bolster ablegen. Die Hände können die Stuhllehne greifen oder, wenn die Schulterbeweglichkeit es zulässt, unter der Stuhlfläche die hinteren Stuhlbeine fassen. Die herzöffnende Wirkung spüren ebenso wie die Stärkung von Oberkörper, Armen und Nacken.

16 | September

Es gibt zwei Möglichkeiten
sein Leben zu leben:
entweder so, als wäre nichts ein Wunder
oder so, als wäre alles ein Wunder.

17 | September

B.K.S. Iyengar macht darauf aufmerksam, dass Übung bedeutet, das Bewusstsein zu erforschen und zur Ruhe zu bringen. Wo ein tiefes Verständnis für die Kunst und die Philosophie des Yoga vorhanden ist, und Körper, inneres Sehen und Seele harmonisch zusammenwirken, da ist stetiges Bemühen keine mechanische, sondern eine religiöse und spirituelle Übung.

18 | September

ASANA: BRÜCKE

Setubandha

In der Rückenlage die Füße beckenbreit aufstellen. Während die Füße fest in den Boden pressen, mit den Oberarmen eng am Brustkorb abdrücken und das Becken heben. Dann mit den Schulterköpfen nochmal eng einlaufen und die Hände unter dem Rücken falten. Die gestreckten Arme in den Boden drücken und spüren, wie sie wie ein Hebel wirken und das Heben des Beckens unterstützen. Nach einigen Atemzügen kurz auf die Zehenspitzen hochkommen um einen Klotz hochkant unter das Kreuzbein zu stellen und das Becken darauf abzulegen. Die Fußsohlen fest am Boden lassen und die Weite im Brustkorb mit Kinnverschluss genießen. Ruhig und weich atmen.

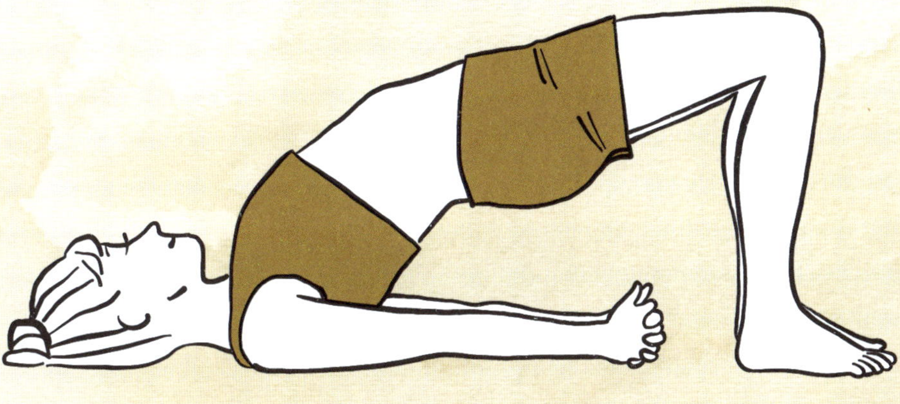

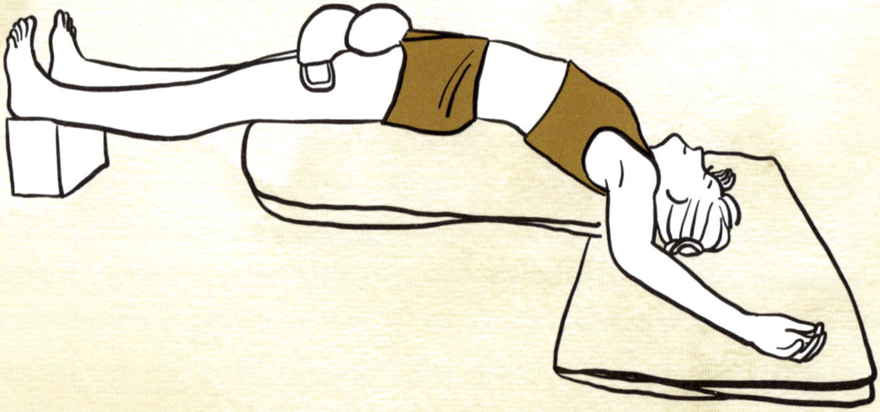

19 | September

ASANA: UMGEKEHRTE STOCKHALTUNG ÜBER EINE YOGAROLLE MIT GEWICHTEN AUF DEN OBERSCHENKELN

Viparita Dandasana

Für diese Haltung werden die Hilfsmittel folgendermaßen bereitgelegt: zwei Klötze liegen aufeinander quer an der Fußleiste. Davor mit einer guten Handlänge Abstand schließt sich das Bolster mit der kurzen Seite Richtung Klötze an. Vor dem Bolster liegt eine breite Wolldecke. Nah mit dem Gesicht zur Wand auf dem Bolster hinsetzen und die Wirbelsäule über dem Bolster ablegen. Den Rücken so lange Richtung Raummitte schieben, bis der Kopf und die Schulterköpfe am Boden angekommen sind. Erst jetzt die Füße auf die Klötze stellen und von der Wand abdrücken bis die Beine gestreckt sind. Währenddessen das Bolster festhalten und mit ihm gemeinsam von der Wand wegrutschen. Die Arme u-förmig auf der Wolldecke ablegen. Sofern Gewichte vorhanden sind, tut es sehr gut, diese auf die Oberschenkelansätze zu legen.

B.K.S. Iyengar schwärmt von der Wirkung dieser berauschenden Haltung, weil sie die Wirbelsäule gesund hält, den Brustkorb weitet und das Nervensystem beruhigt, so dass gestresste Menschen einen großen Segen in der Haltung finden.

20 | September

DIE INNERE ERFAHRUNG, NACH HAUSE ZU KOMMEN

Eine ganze Menge von Leuten schwören auf Yoga, sie lieben es mehr als alles andere. Es besteht aus einer eigenen Form von Bewusstheit und bietet zudem die Vorteile, dass es Verkümmerungen wieder rückgängig macht und dem Körper wieder seine Gestalt verleiht. Mit seinem Übungsprogramm stärkt und formt es das Skelett, aber auch das ganze Muskelsystem. Die Yogastellungen leiten den Energiefluss in den Körper und in die Seele. Wenn wir Yoga als Zugang zu unserem Körper einsetzen, lehrt es uns alle möglichen Dinge. Wir lernen unseren eigenen Körper ganz von innen her kennen …
Wenn wir Yoga üben, lassen wir Spannung los, aber diese Spannungen sind gar nicht immer die Spannungen des Körpers, sie können auch im Herzen liegen, in der Seele, oder auf der Ebene unserer Gefühle. Wenn wir diese Spannungen lösen, können wir mit uns selber in Kontakt kommen, und zwar auf einer sehr tiefen Ebene. Es ist wie die innere Erfahrung, nach Hause zu kommen.

JON KABAT-ZINN IN EINEM INTERVIEW MIT BILL MOYERS

21 | September

Yoga ändert nicht die Art und Weise, wie wir die Dinge sehen, sondern es verwandelt die Person, die sieht, betont B.K.S.Iyengar.

22 | September

YOGA IST KEINE GYMNASTIK

Eine Yogahaltung zu praktizieren unterscheidet sich von einer Gymnastikübung unter anderem darin, dass die Haltung mit viel Achtsamkeit eingenommen wird, bei Bedarf noch korrigiert und so optimiert wird, und dann der Fokus auf Atem und Körperwahrnehmung mit einer einverstandenen Haltung gerichtet wird.
Es geht nicht um ein ständiges Besser-Schneller-Höher-Weiter, sondern um die 3 A:
Aufmerksamkeit, Atmung, Akzeptanz
Der Atem wird nicht schneller und kürzer, wie beispielsweise beim Joggen, sondern langsamer, tiefer und ruhiger. Er wird in unterschiedliche Körperregionen geführt und wahrgenommen.
Eine Veränderung wird durch Akzeptanz, Hinschauen und Aushalten erreicht, nicht durch Leistungsorientierung, Zwang und Ehrgeiz.
Veränderung geschieht durch Hinschauen auf unglaubliche Weise.

CLAUDIA PETERS

23 | September

ASANA: KAMEL MIT STUHL

Ustrasana

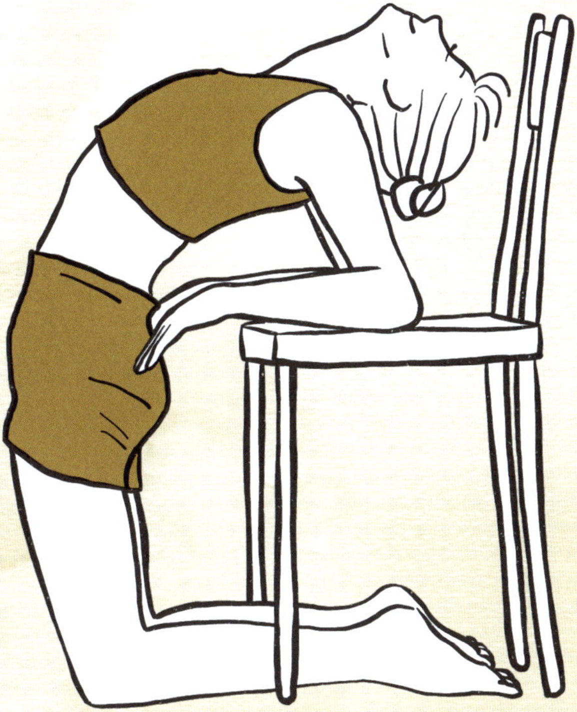

Im Kniestand auf einer Wolldecke den Stuhl mit der Stuhlfläche hinter dem Rücken so nah heranziehen, dass die vorderen Stuhlbeine oder die Stuhlfläche erreichbar sind. Während die Oberschenkel nach vorne drücken, damit sie senkrecht bleiben, den Oberkörper nach hinten wölben und sich mit den Händen an den Stuhlbeinen oder mit den Unterarmen auf der Stuhlfläche abstützen. Sich immer mehr auf die intensive Rückbeuge des Oberkörpers einlassen. Nach dem Beenden kurz mit dem Kopf auf dem Boden in der Kindhaltung ausruhen.

24 | September

ASANA: SCHULTERSTAND MIT STUHL UND BOLSTER

Salamba Sarvangasana

Für den gestützten Schulterstand vor dem Stuhl das Bolster quer am Boden bereitlegen und eine Wolldecke auf die Stuhlfläche legen. Sich mit dem Gesicht Richtung Lehne falsch herum auf den Stuhl setzen. Die Kniekehlen über die Stuhllehne legen und sich dort „festhalten". Die Hände tasten nach den vorderen Stuhlbeinen und helfen dem Rücken, herunterzukommen. Den Schultergürtel auf dem Bolster ankommen lassen. Sobald das geschehen ist, die Hände unter der Stuhlfläche an die hinteren Stuhlbeine bringen und gut zupacken. Spüren, dass die Schulterköpfe enger zusammengeführt werden. Die Beine anheben und senkrecht über dem Becken nach oben strecken. Sich ausreichend Zeit nehmen und mit dem Atem verbinden.

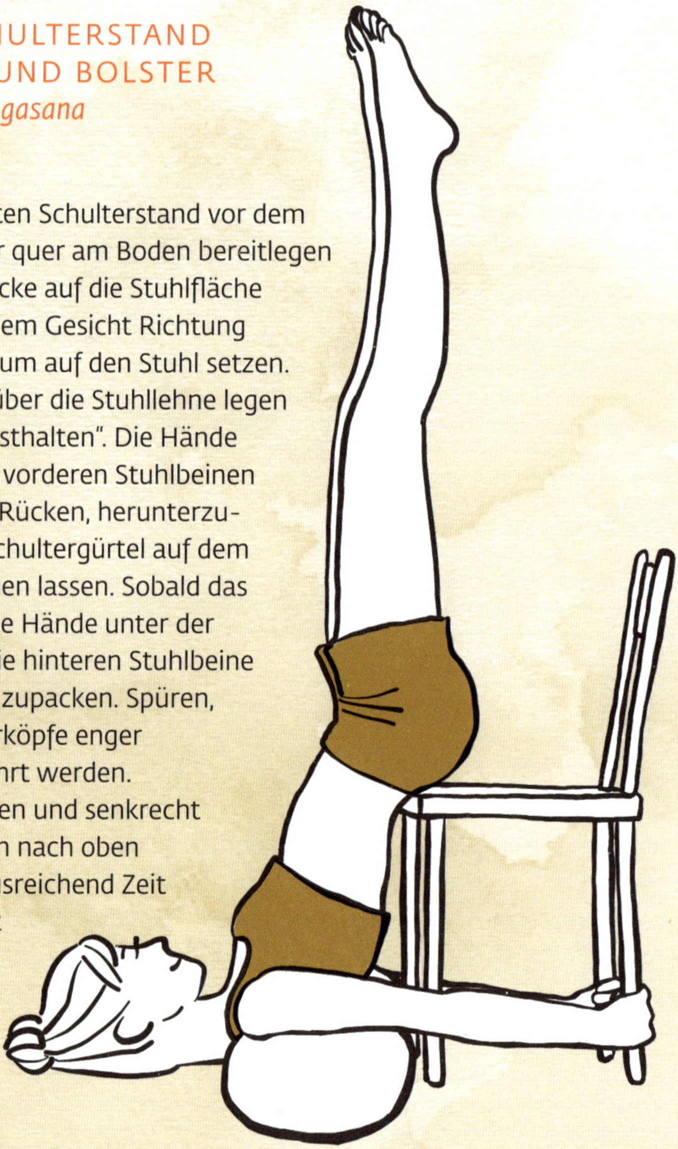

Tipp: Fokus nicht auf die anfängliche Anstrengung richten, sondern den ruhigen Atem mitzählen. Mindestens 15 x mühelos, ruhig und natürlich ein- und ausatmen. Zum Auflösen die Arme aus dem Stuhl rausziehen und die vorderen Stuhlbeine greifen. Die Füße auf die Stuhllehne stellen und den Stuhl wegdrücken, so dass Rücken und Gesäß zum Boden zurückrutschen können. Die Waden zum Nachspüren noch eine Weile auf der Stuhlfläche liegen lassen.

25 | September

Verbringe jeden Tag einige Zeit mit Dir selbst.

DALAI LAMA

27 | September
YOGA-ÜBUNG

Zur Ruhe kommen
in mir selbst
in meinem Körper

Meine Muskeln
neu spüren
tun, was sie lieben:

Bewegung
sanftes dehnen
halten und spüren

Ankommen im Hier
ohne Gedanken
im Jetzt

Zur Ruhe kommen
in mir selbst

CAROLA VAHLDIEK

28 | September

ASANA: DREHUNG ÜBER BOLSTER

Im Vierfüßlerstand mit einer Seite nah an der Wand stehen und das Knie, welches weiter entfernt von der Wand ist, anziehen, um den Fuß vor dem Knie des anderen Beines abzulegen. Gut mit den Händen abstützend erst das Knie und dann das Gesäß zum Boden herunterkommen lassen. Schienbein des einen und Fußsohle des anderen Beines liegen jetzt nah an der Fußleiste. Die kurze Seite des Bolsters an die Außenhüfte ziehen und sich mit den Händen rechts und links neben ihm am Boden abstützen. Während des Runterkommens und Ablegens des Oberkörpers zur Raummitte drehen und den Kopf schließlich auch auf dem Bolster ablegen. Die starke Drehung in der Wirbelsäule spüren und zulassen. Entspannen. Nach einigen Minuten mit der anderen Körperseite aus dem Vierfüßlerstand die Drehung wiederholen.

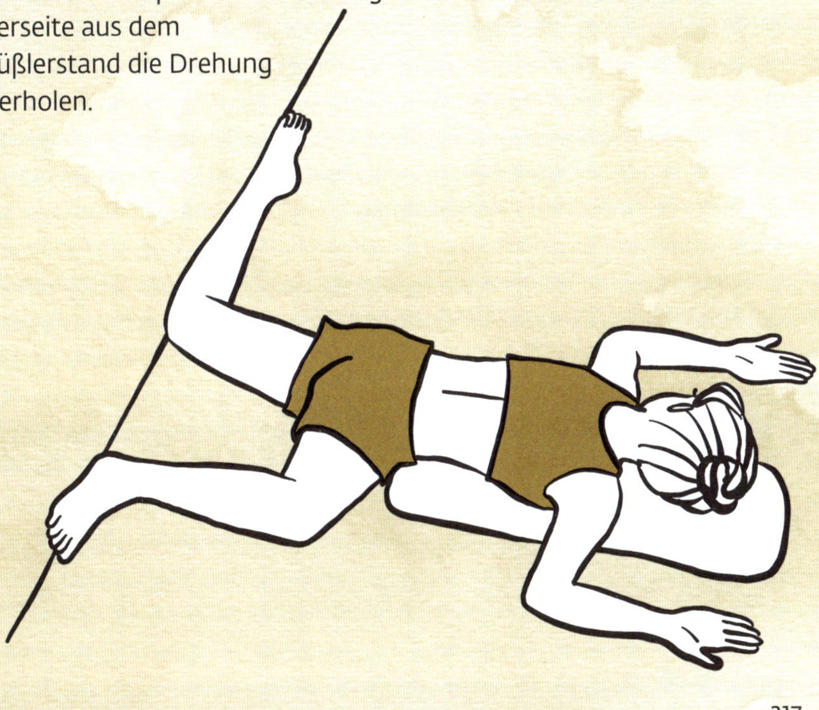

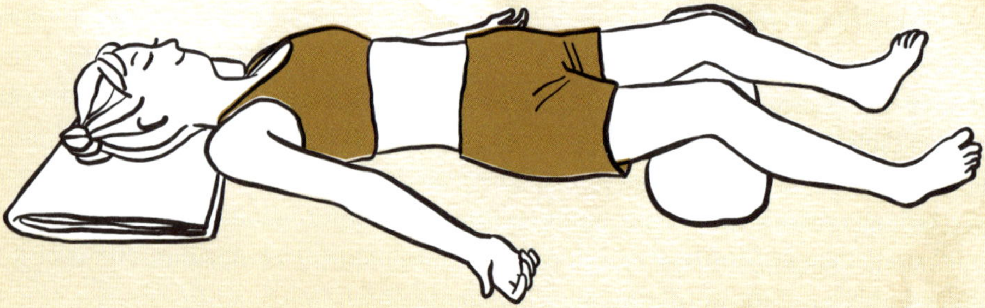

29 | September

ASANA: TOTENSTELLUNG MIT HILFSMITTELN

Savasana

Für die Entspannung in der Rückenlage eine Wolldecke für den Hinterkopf und das Bolster für die Kniekehlen bereitlegen. In der Rückenlage die Kniekehlen über das querliegende Bolster legen und die Wolldecke unter dem Hinterkopf nah ans Schulterdach ziehen. Wenn vorhanden, Sandsäckchen oder andere Gewichte auf die Schulterköpfe legen. Die Augen abdecken oder einfach weich schließen und entspannen.

30 | September

Verbringe Zeit mir dir
Leere Zeit
Nur für dich

Komme zu dir
Lasse dich sein
Sage dir Freundlichkeiten

Verbringe Zeit mit dir
Geh an den Grund deiner Kraft
Sammle sie wieder ein

Gelassen wirst du danach der Welt begegnen

DORIS BEWERNITZ

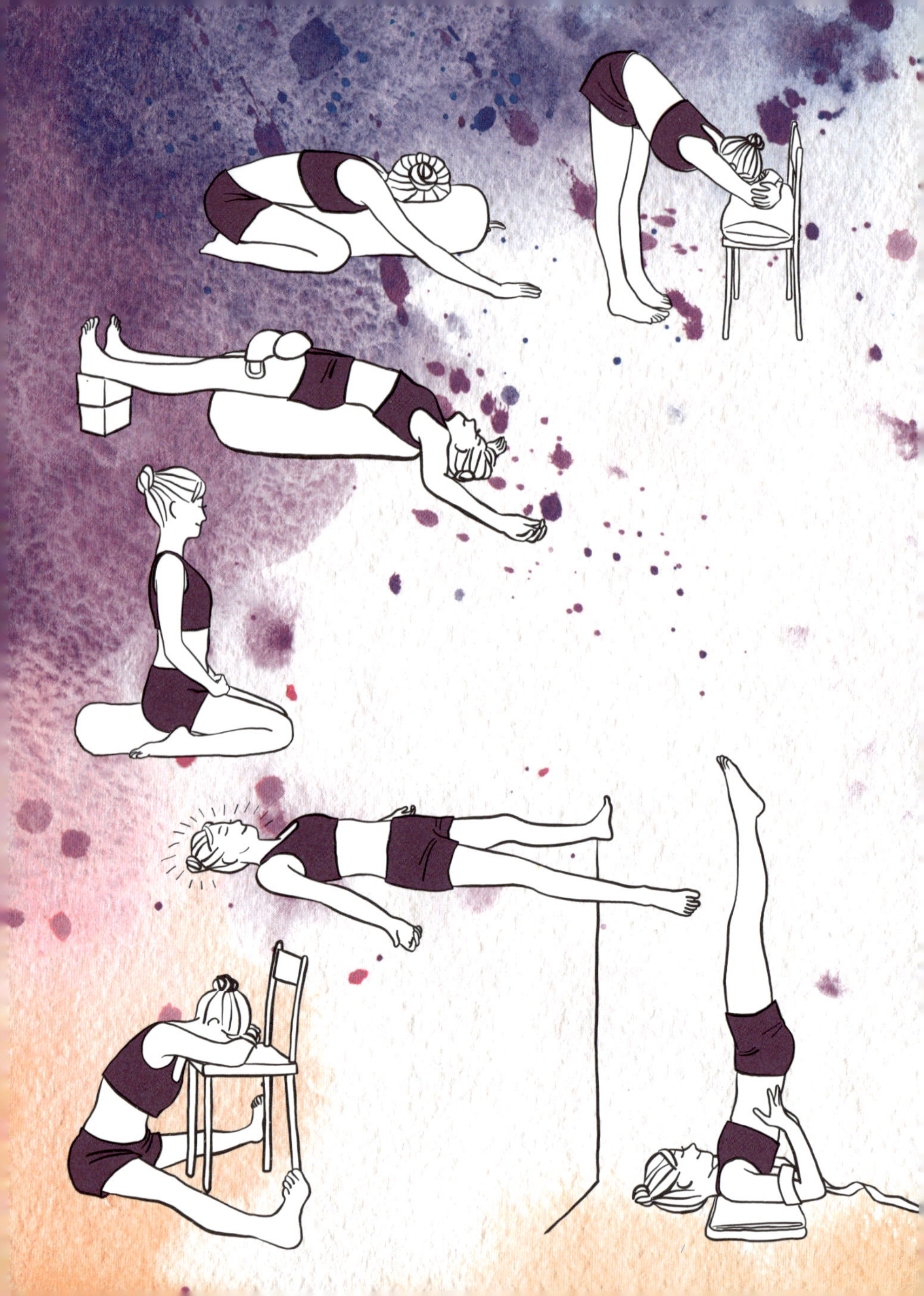

Oktober

Das Nervensystem beruhigen

Gestützte Haltungen

und Umkehrhaltungen nutzen

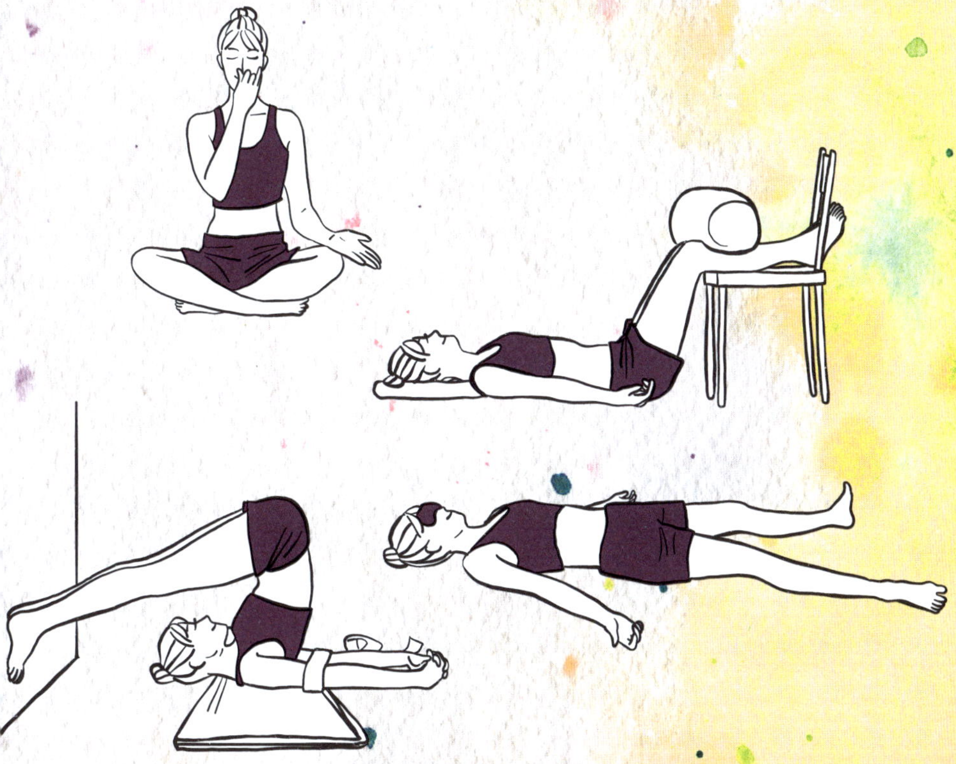

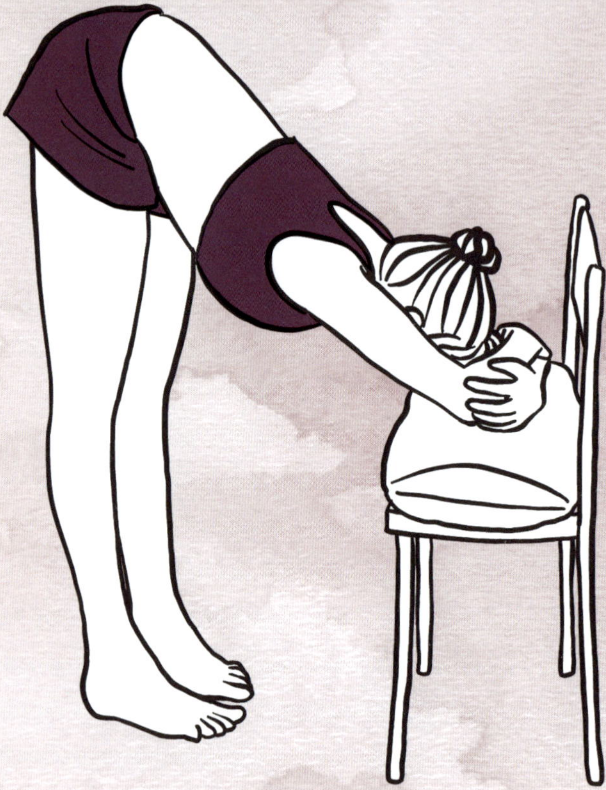

1 | Oktober

ASANA: VORWÄRTSSTRECKUNG MIT ABGELEGTEM KOPF UND ARMEN AUF STUHL

gestütztes Ardha Uttanasana

Vor sich einen Stuhl stellen, auf dessen Stuhlfläche ein Bolster quer oder zwei Wolldecken als Erhöhung liegen. Beckenbreit stehend mit gestreckten Beinen mit dem Oberkörper nach vorne kommen und den Kopf und auch die Arme auf dem Bolster oder der Wolldecke ablegen. Das Körpergewicht abgeben und entspannen. Trotzdem den Rücken gerade und die Beine gestreckt halten.

2 | Oktober

Haben wir erst einmal entdeckt, dass wir eine innere Instanz haben, die unberührt bleibt von den Turbulenzen des Lebens, fühlen wir uns leicht und frei.

3 | Oktober

Wo endet der Körper und wo beginnt die mentale Ebene? Wo hört diese auf und wo beginnt der Geist?, fragt B.K.S. Iyengar in seinem Buch „Licht auf Yoga". Sie können nicht getrennt werden, da sie miteinander verbunden und nur Aspekte des gleichen, alles durchdringenden Bewusstseins sind.

4 | Oktober

WELLEN DES MEERES

Wechselnde Gedanken und Gefühle
können uns nichts anhaben,
wenn wir uns bewusst darüber sind,
dass sie wie die Wellen des Meeres,
wie Ebbe und Flut oder
unterschiedliche Wellenhöhen sind:
Eine Laune der Natur,
natürlich,
ungefährlich;
denn wir können sie
ganz entspannt,
voller Vertrauen,
in ihrem Kommen und Gehen
vom Ufer aus betrachten.

SABRINA GUNDERT

5 | Oktober

Regelmäßige Yoga-Übungen helfen, der Hektik des Alltags gelassen und standhaft entgegenzutreten, empfiehlt B.K.S. Iyengar.

6 | Oktober

ASANA: NACH UNTEN SCHAUENDER HELDENSITZ

Adho Mukha Virasana-Variante

Mit weitgespreizten Knien und geschlossenen Füßen vor einem Bolster mit dem Oberkörper runterkommen. Wahlweise das Bolster so nah heranziehen, dass nicht nur der Oberkörper, sondern auch der Bauch abgelegt werden kann. Den Kopf seitlich ablegen oder die Stirn auf einer Wolldecke ablegen. Die Hände können das Bolster umfassen oder seitlich am Boden ruhen. Wenn der Kopf seitlich abgelegt worden ist, nach etwa drei Minuten die Seite wechseln. Spüren, dass diese Stellung ein Gefühl des Wohlbefindens, der Geborgenheit und Sicherheit vermittelt. Außerdem befreit sie von Spannungen im Kreuzbereich.

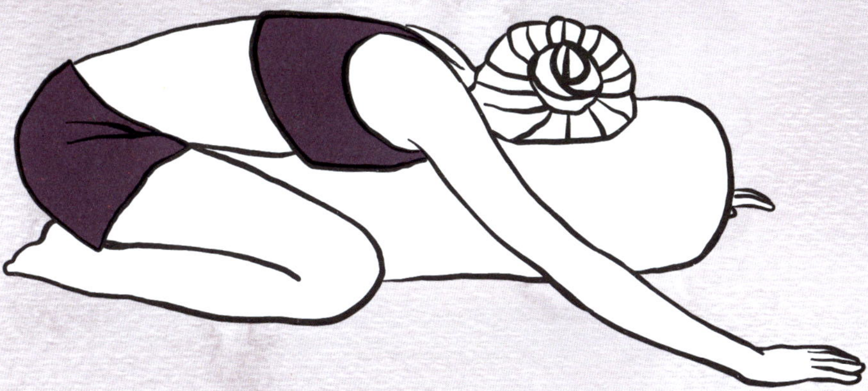

7 | Oktober
GEBORGEN

Die Stirn
zum Boden bringen
und alles
was noch Gedanke ist
der Schwerkraft überlassen,
mich in nichts weiter hüllen
als mich selbst
und wissen,
dass der Erde
große Hand
mich trägt

ISABELLA SCHNEIDER

8 | Oktober
HALTUNG DES KINDES

Ich sammle mich
klein und kleiner,
falte mich
dem Innersten
der Stille zu,
geborgen
geschützt
im großen Mutterleib
Erde

ISABELLA SCHNEIDER

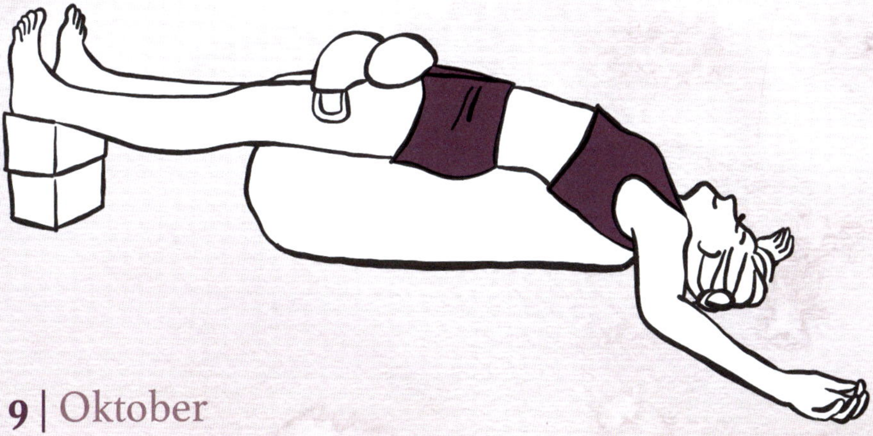

9 | Oktober

ASANA: STOCKHALTUNG ÜBER YOGAROLLE

Viparita Dandasana

Auf einem Bolster die ganze Wirbelsäule ablegen, so dass nur der Kopf zum Boden hängt. Falls das Bolster zu kurz ist, es mit zwei Klötzen verlängern. Dann das Bolster festhalten und sich so weit Richtung Scheitel vom Bolster runterschieben, bis die Schulterköpfe am Boden ankommen. Den Kinnverschluss spüren. Sofern möglich, die Arme angewinkelt u-förmig ablegen und die Augen schließen oder bedecken (Gurt, Augensäckchen). Gerne zur Verstärkung der erdenden Wirkung Gewichte oder schwere Gegenstände auf die Oberschenkel legen.

10 | Oktober
HARMONISIERT

Körper und Geist,
ungleiches Gespann
vor dem Wagen des Lebens.

Der weise Kutscher Yoga
gibt dem einen Hafer,
dem anderen Baldrian.

So bringen sie gleichen Schrittes
das Ich in den Hafen des Selbst.

MARIA SASSIN

11 | Oktober

Beim Yogapraktizieren geht es nicht um das
Kontrollieren des Körpers. Im Gegenteil:
Es soll Frieden in den Körper bringen,
allen Frieden, den er benötigt.

12 | Oktober

ÜBUNG: VAGUSNERV AKTIVIEREN UND SUMMEN

In bequemer, aufgerichteter Sitzhaltung tief einatmen und summend ausatmen, zum Beispiel mit der Silbe „OM". Das Vibrieren an den Lippen, im Mundraum und Hals spüren, wo der Vagusnerv verläuft. Der Vagusnerv, der zehnte Hirnnerv, wird manchmal auch als „Yoga-Nerv" bezeichnet, da er uns in Anbindung zu den Signalen in unserem Körper bringt. Der Vagus-Nerv ist Teil des parasympathischen Nervensystems. Zu seinen Hauptfunktionen zählen Heilung, Verdauung, Entspannung, Atemregulation und emotionale Regulation.

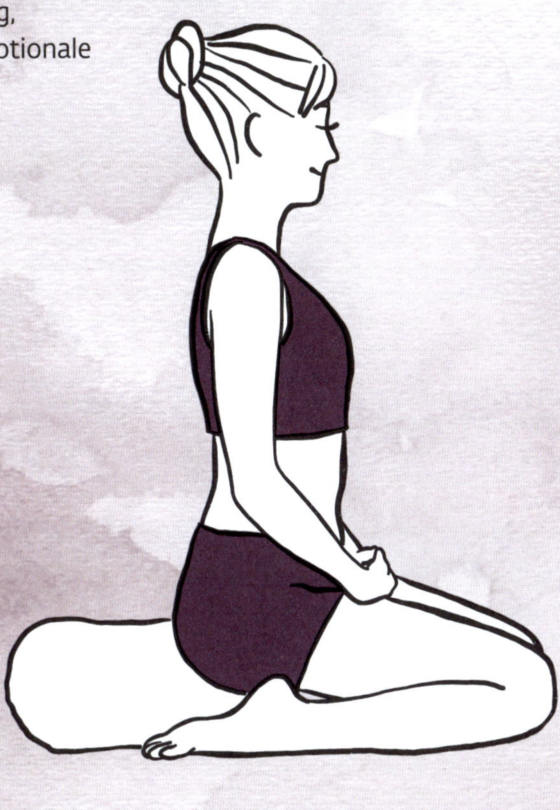

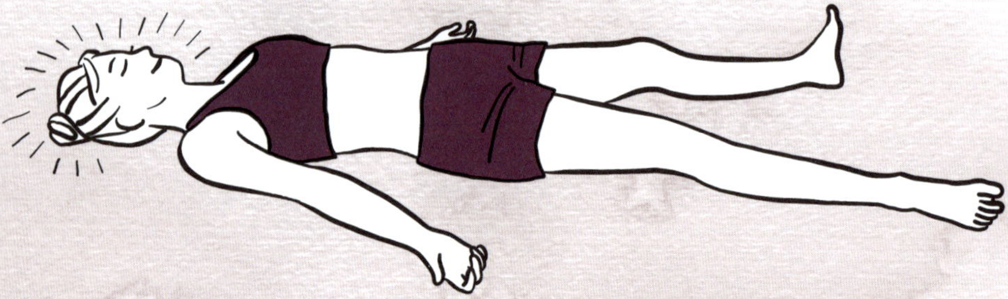

13 | Oktober

ÜBUNG: INNERES LÄCHELN IM LIEGEN ODER SITZEN

Die Mundwinkel innerlich hochziehen zu einem Lächeln.
Üben, einverstanden zu sein mit sich selbst – jetzt und hier.
Dazu beim Ausatmen einige Male ein Ja in sich hineinschicken.

14 | Oktober

Die Brücke zwischen Körper und Geist ist keine Einbahnstraße.
Wir lächeln nicht nur, wenn wir fröhlich sind, sondern können unsere Laune auch durch das Hochziehen der Mundwinkel positiv beeinflussen, und das unabhängig davon, ob wir Grund zur Freude haben.

VILAS TURSKE

15 | Oktober

Lass ihn im natürlichen Frieden sinken,
deinen erschöpften Geist, auf den Karma
und neurotische Gedanken unaufhörlich
einhämmern

DEEPAK CHOPRA

16 | Oktober

ASANA: GESPREIZTE WINKELHALTUNG MIT GESTÜTZTEM KOPF AUF STUHL

Upavistha Konasana

Mit weit gespreizten Beinen vor einem Stuhl sitzend den Kopf und die Arme auf der Stuhlfläche ablegen. Fühlen, dass die Beine ihre Streckung und Anspannung bewahren und schwer zum Boden gedrückt bleiben, während der Rumpf, der Kopf, die Schultern und vor allem der Geist ausruhen dürfen.

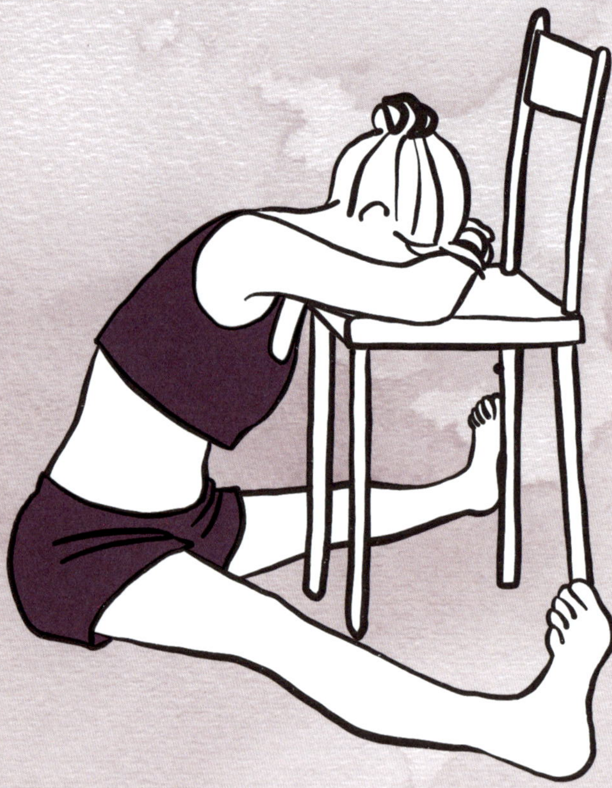

17 | Oktober

Yoga allein für den Körper ist Genuss-Yoga.
Es geht eigentlich um die Seele.
Die Seele braucht keine Heilung.
Sie ist ewig und rein.
Nur das Bewusstsein ist irritiert.
Yoga ist Bewusstseinsschulung.

NACH FATHER JOE PEREIRA

18 | Oktober

Der Psychobiologe und Yogalehrer Roger Cole hat sich mit der physiologischen Stellung der Yoga-Haltungen befasst und sagt: „Wenn wir unseren Körper in eine Umkehrstellung bringen, überlisten wir ihn: Er nimmt an, dass der Blutdruck zugenommen hat, weil alle Rezeptoren, die den Blutdruck messen, im Bereich des Nackens und des Brustkorbes liegen. Der Körper ergreift Sofortmaßnahmen, um den Blutdruck zu senken, u.a. entspannt er die Blutgefäße und reduziert jene Hormone, die Wasser und Salz zurückhalten."

19 | Oktober

Um klar zu sehen,
genügt oft ein Wechsel der Blickrichtung.

ANTOINE DE SAINT-EXUPÉRY

20 | Oktober

ASANA:
SCHULTERSTAND AUF SCHULTERSTAND-PLATTE ODER MEHREREN FESTEN WOLLDECKEN

Salamba Sarvangasana

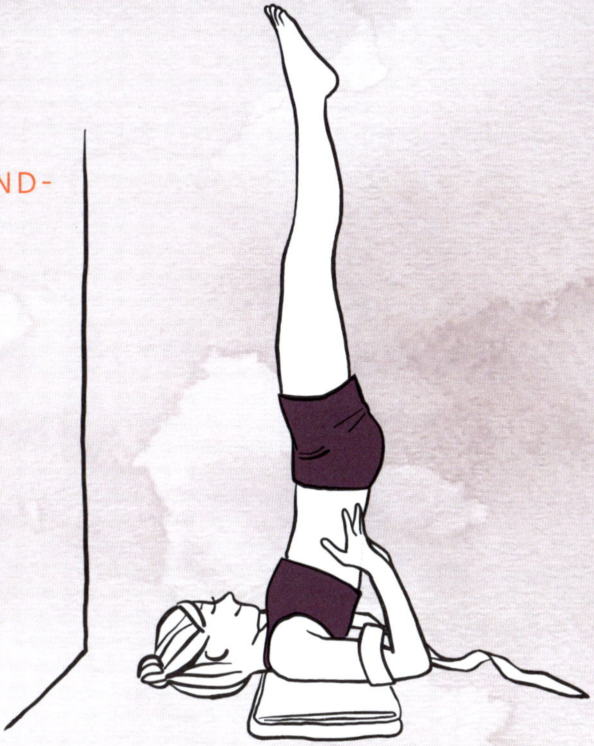

Mit dem Kopf Richtung Wand, auf einer Schulterstandplatte, die eine Beinlänge von der Wand entfernt liegt, mit den Schultern ablegen (oder auf festen 3-5cm hohen Wolldecken).
Der Kopf bleibt dabei auf dem Boden. Die Beine zur Wand schwingen, um dort mit den Füßen Halt zu finden. Dann mit den Schulterköpfen eng zusammenlaufen. Eine schulterbreite Schlinge um die Oberarme legen, die Hände am Kreuz einstützen und die Beine heben.
Tipp: Mit den Händen ein- oder zweimal im Rücken eine Rippe tiefer unterstützen und drücken, um eine evtl. bananenförmige Haltung des Körpers zu korrigieren. Den engen Kinnverschluss spüren und mindestens 3 Minuten in der Haltung bleiben. Weich atmen.

21 | Oktober

Die Dinge loszulassen bedeutet nicht, sie loszuwerden.
Sie loslassen bedeutet, dass man sie sein lässt.

JACK KORNFIELD

22 | Oktober

Laut der alten Yoga-Schriften regen die Umkehrstellungen die Lebensenergie an. Sie lenken Prana, die Energie, zu den lebenswichtigen Organen, weg von der Haut und Oberfläche und hin zur Mitte des Körpers.

23 | Oktober

ASANA: PFLUG

Halasana

Den Schulterstand (siehe Seite 235) wiederholen und noch einen Schritt weitergehen: Aus dem Schulterstand mit den Füßen an der Wand nach unten laufen und den Kinnverschluss verstärken. Darauf achten, dass die Brustwirbelsäule gut aufgerichtet bleibt und das Gewicht auf den Schulterköpfen und Armen ruht, nicht auf dem Nacken.

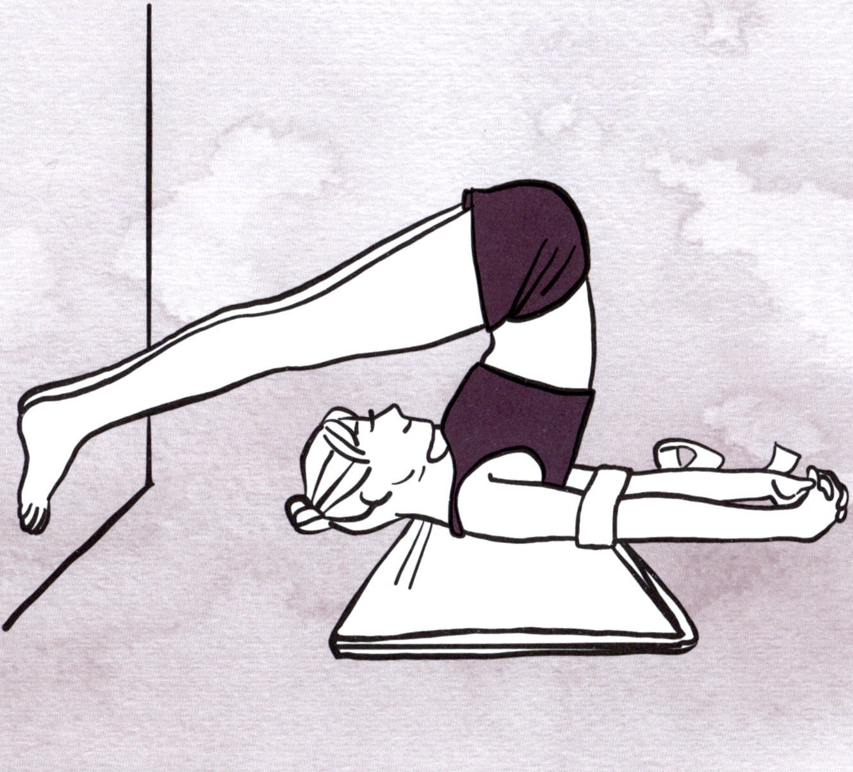

24 | Oktober

Yoga ist das Zur-Ruhe-Bringen der Bewegungen im Geist.

PATANJALI

25 | Oktober

Der Herr der Sinne ist der Geist.
Der Herr des Geistes ist der Atem.
Der Herr des Atems ist das Nervensystem.

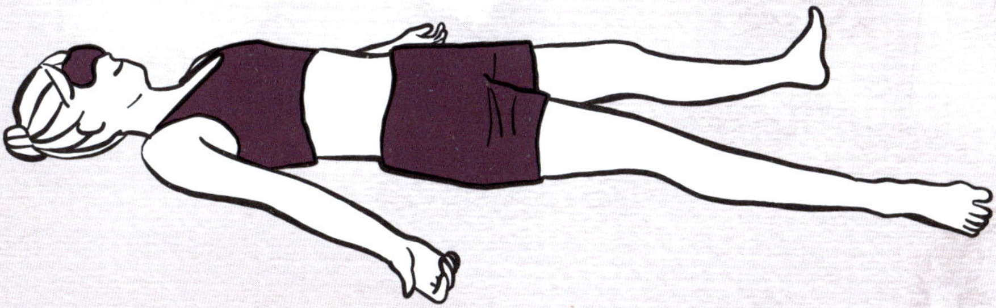

26 | Oktober

TIPP: AUGENSÄCKCHEN

Ein evtl. nach Lavendel duftendes Augensäckchen auf dem 3. Auge (Stirn-Chakra), dem Punkt zwischen den Augenbrauen und den Augenlidern ablegen. Das trägt zur Befriedung des vorderen Teils des Gehirns bei.

Tipp: Wenn das Augensäckchen selbst hergestellt werden soll, empfiehlt sich, Leinsamen als Füllung und Lavendel bzw. Lavendelaroma in ein Innensäckchen zu füllen und eine waschbare Hülle darüber zu ziehen.

27 | Oktober

Um den Geist ruhiger
und stabiler werden zu lassen,
benötigen wir zwei Zutaten:
Zeit und Wiederholung.

28 | Oktober

Nicht das Vielwissen sättigt die Seele,
sondern das Verspüren und Verkosten
der Dinge von innen her.

IGNATIUS VON LOYOLA

29 | Oktober

ASANA: TOTENSTELLUNG MIT WADEN AUF STUHL

Savasana

In der Rückenlage die Waden auf einer Stuhlfläche ablegen, den Kopf mit einer Wolldecke unterlegen, die Augen schließen und entspannen. Die Unterschenkel können wahlweise mit dem Bolster, Sandsäcken oder anderen Gewichten beschwert werden. Die erdende Wirkung genießen.

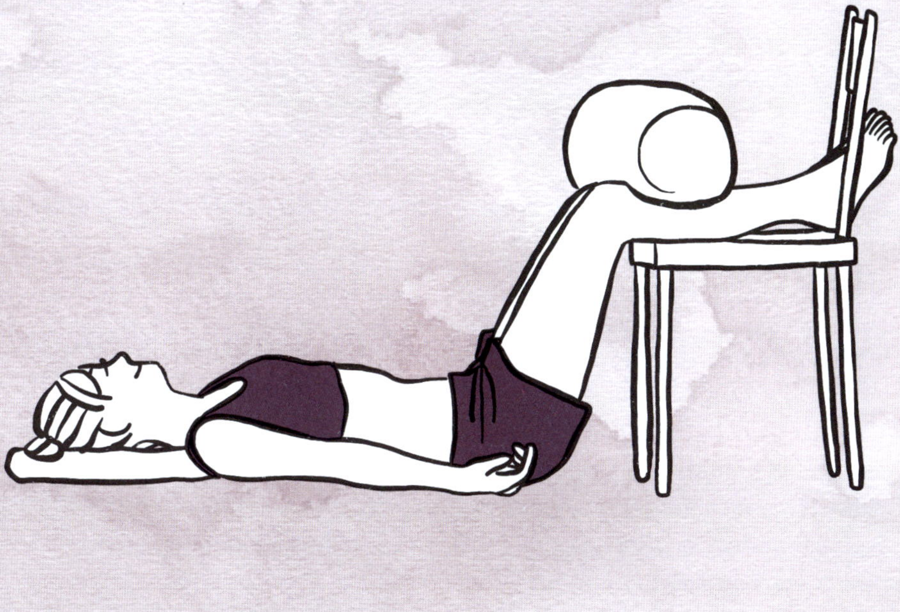

30 | Oktober

PRANAYAMA: WECHSELATMUNG

Nadi Shodana Pranayama

gebracht werden.

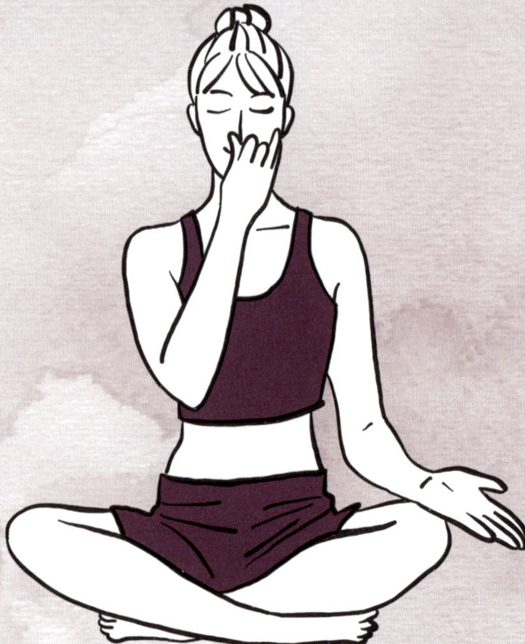

Bei dieser Atemtechnik wird abwechselnd das linke und rechte Nasenloch verschlossen und jeweils nur über eine Seite ein- und ausgeatmet. Bei der Wechselatmung wird von der aktiven Hand (Rechtshänder rechts) die Ringfingerkuppe und Daumenkuppe an der Kuhle zwischen Nasenflügel und Nasenknorpel sachte angelegt. Nach einer Einatmung durch beide Nasenseiten wird ein Nasenflügel sanft zugehalten. Nach der Ausatmung auf dieser Seite hier auch wieder einatmen. Dann die Nasenseite wechseln, und immer wieder auf der anderen Nasenseite erst aus, dann einatmen. Lange hin und her wechseln. Mit der Zeit den Ausatem länger werden lassen als den Einatem. Im Yoga spricht man den beiden Nasengängen unterschiedliche Energien zu, beruhigend und belebend, welche durch das Wechseln in Einklang gebracht werden.

31 | Oktober

ABLEGEN

Ich leg mich lang
Muskel
um Muskel
seufzt sich
näher zur Erde
Endlich
lege ich mich lang
und wachse mit
jedem Atemzug
tiefer
in den großen
Handteller
Geborgenheit
unter mir

ISABELLA SCHNEIDER

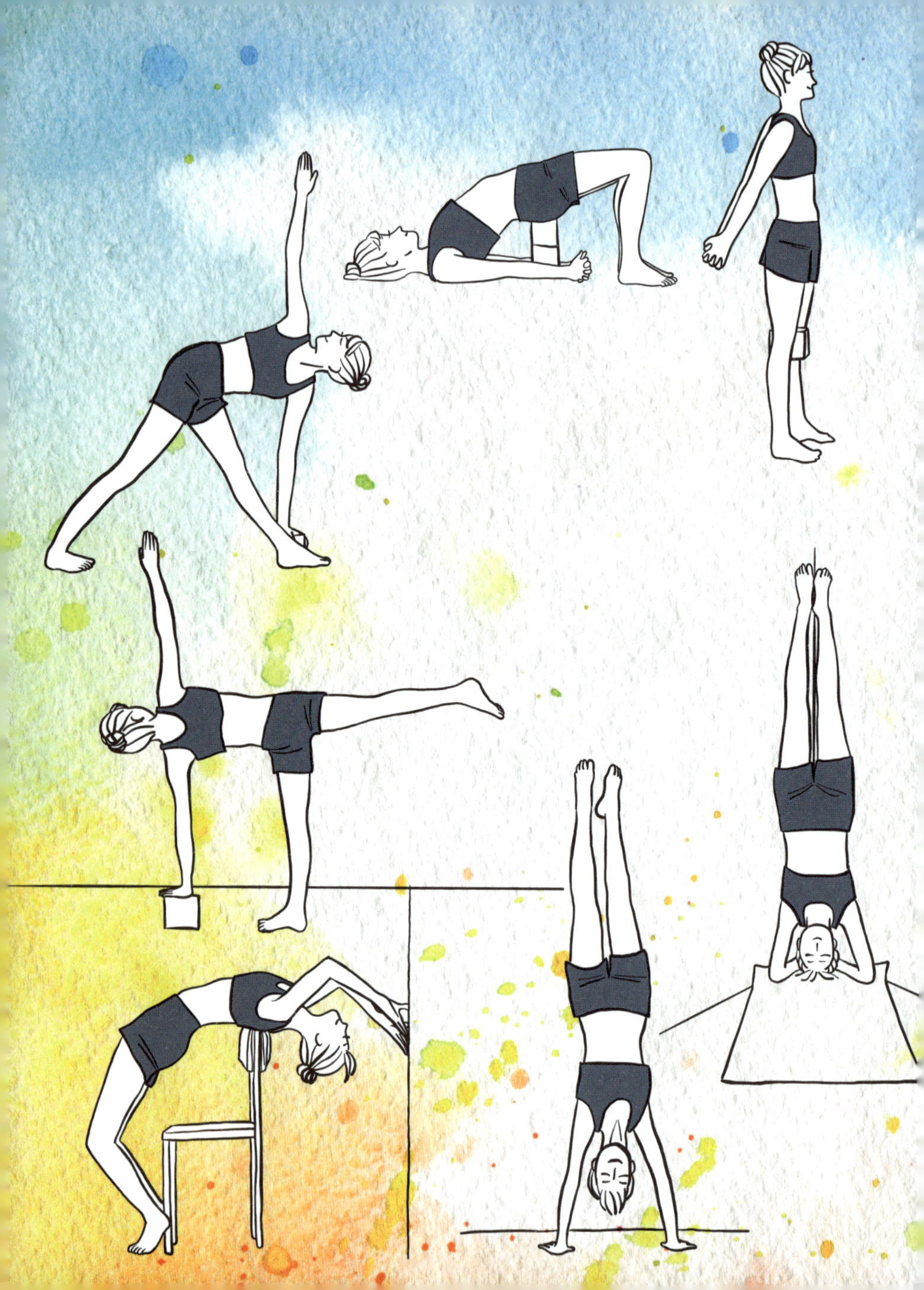

November

Gute Laune statt Herbstblues

Rückbeugen

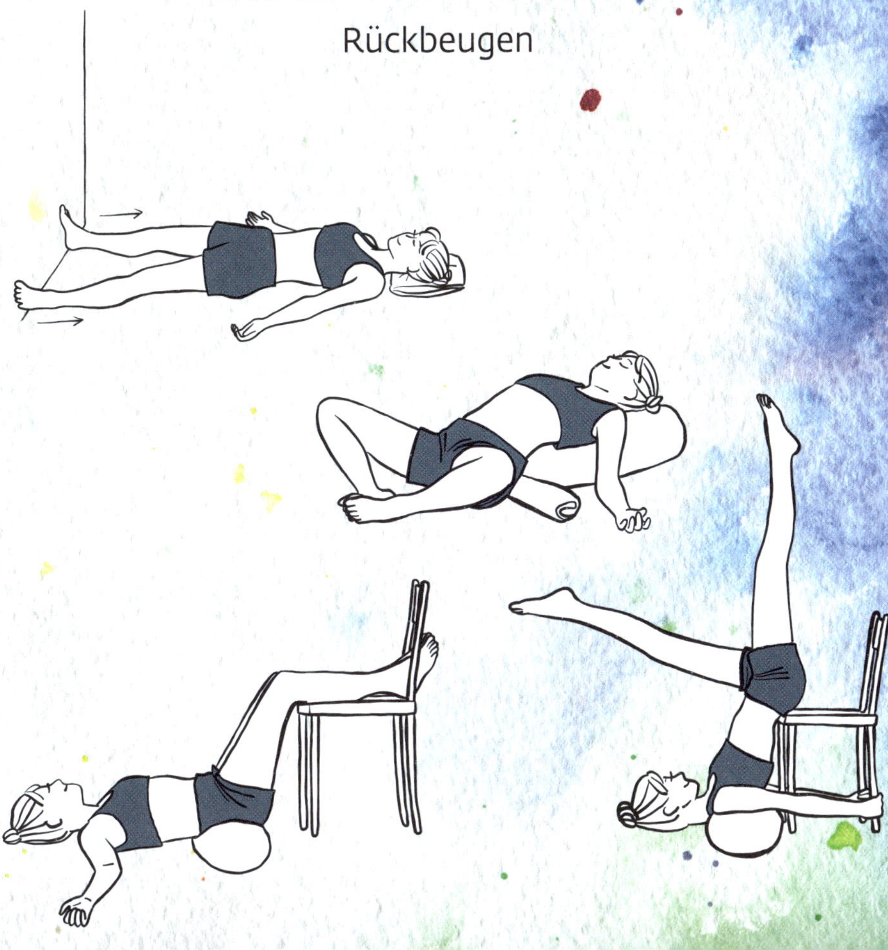

1 | November

Wenn wir Angst haben oder uns unsicher und klein fühlen, „schützen" wir uns, in dem wir die Schultern einziehen, sie hängen lassen und machen uns klein, als wollten wir uns verstecken. Der November mit seiner Dunkelheit, dem Nebel, den kurzen Tagen verstärkt bei vielen Menschen eine depressive Grundstimmung.
Die Rückbeugen helfen, sich dagegen anzustemmen, sich insbesondere im Brustkorb zu öffnen. Rückbeugen stärken und erfrischen den ganzen Körper und wirken u.a. dem Rundrücken (Kyphose) und dem natürlichen Alterungsprozess entgegen. Weit werden, statt klein machen und die positive Wirkung unmittelbar spüren.

2 | November

Es kostet Kunst, sich selbst zu überreden,
dass man glücklich ist.

GOTTHOLD EPHRAIM LESSING

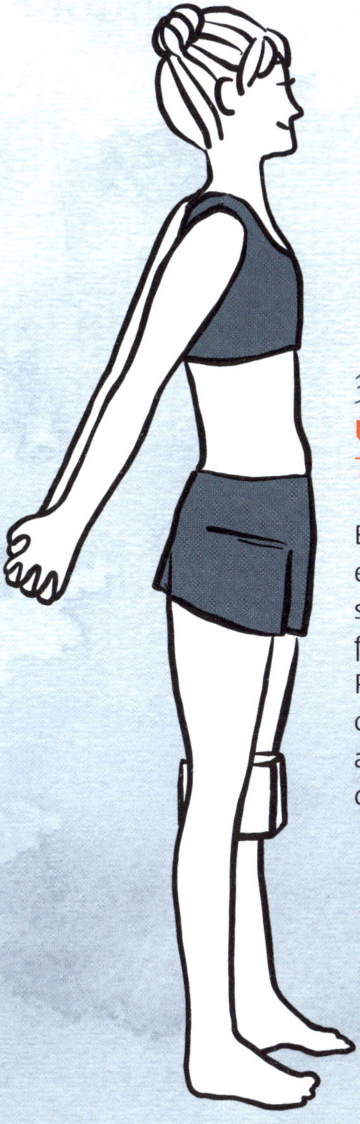

3 | November

ÜBUNG: BRUSTKORBÖFFNUNG

Tadasana

Einen Klotz zwischen den Oberschenkeln einklemmen und in der Berghaltung stehen. Die Hände hinter dem Rücken falten und die gestreckten Arme vom Rücken wegdehnen. Spüren, wie sich die Schulterblätter wie zwei Schiebetüren aufeinander zubewegen und ermöglichen, dass der Brustkorb sich öffnet.

4 | November

ASANA: BRÜCKE MIT KLOTZ

Setubandha Sarvangasana

In der Rückenlage mit hüftbreit aufgestellten Füßen das Steißbein einziehen und langsam das Gesäß vom Boden abheben. Die Füße fest in den Boden pressen und den Rücken von unten nach oben ganz vom Boden abheben. Kurz auf die Zehen kommen, um einen Klotz unter dem Kreuzbein hochkant zu positionieren. Sobald das Becken auf dem Klotz liegt, die Fußsohlen aufstellen, die Hände falten und mit gestreckten Armen in den Boden drücken.

Tipp: Die Füße nah am Gesäß aufstellen und die Knie parallel lassen. Fühlen, wie die Arme als Hebel fungieren und das Anheben des Rückens betonen.

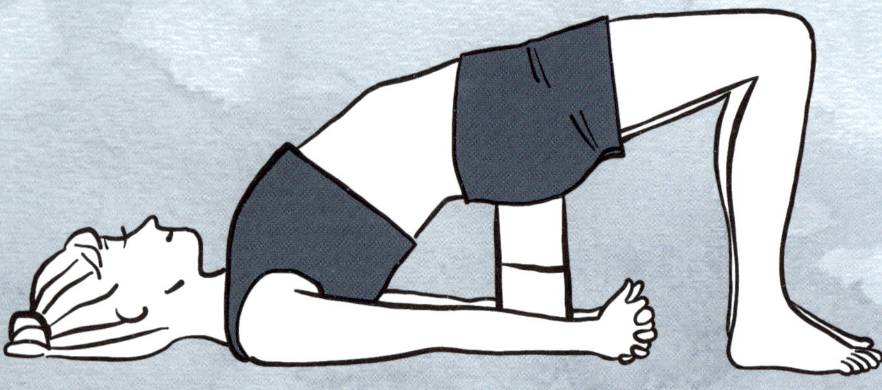

5 | November

GLÜCKAUFWÄRTS

Mich an der eigenen Nase fassen
und den Blick
wieder himmelwärts ziehen,
dem Herzen
ein wenig mehr Weite
schenken,
den Schultern Flügel
und dabei zusehen,
wie beide Mundwinkel
ganz langsam
nach oben wachen.

ISABELLA SCHNEIDER

6 | November

Du bist nur eine Yogastunde
von guter Laune entfernt.

7 | November

ASANA: DREIECK

Trikonasana

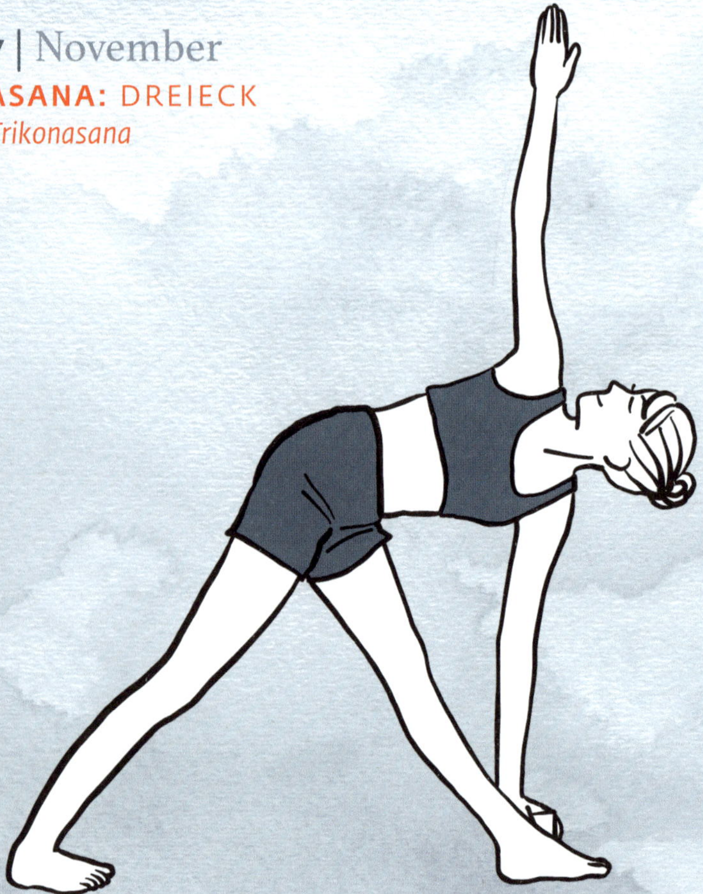

In weiter Grätsche stehend einen Fuß 90 Grad rausstellen und die Arme in Schulterhöhe heben. Arme und Beine fest angespannt und gestreckt halten. Zur Seite des ausgestellten Fußes runterkommen und die Hand auf einem Klotz in Wadenhöhe abstützen, während der andere Arm senkrecht zur Decke gestreckt wird. Den Blick nach oben wenden und die Weite spüren, die diese Haltung vermittelt. Darauf achten, die Beine gestreckt zu lassen.

8 | November

GLÜCKSMÖGLICHKEITEN

Vielen, die das Glück täglich von außen erwarten,
fehlt nur der Zuruf, der sie ermahnt, in sich selbst zu sehen;
sie würden dort in jedem Augenblick
Glücksmöglichkeiten entdecken, deren Schönheit
und Köstlichkeit alles übertrifft,
was sie je von einem kommenden Glück erwartet haben.

RAINER MARIA RILKE

9 | November

Wir sind, was wir denken.
Alles, was wir sind, entsteht aus unseren Gedanken.
Mit unseren Gedanken formen wir die Welt

BUDDHA

10 | November

ASANA: HALBMOND MIT DEM GESICHT ZUR WAND

Ardha Chandrasana

Mit dem Gesicht nah zur Wand in weiter Grätsche stehen und in das Dreieck gehen. Von da aus das ausgestellte Bein anwinkeln, den Klotz greifen und etwa 20–30cm nach vorne versetzen, während das andere Bein einen Trippelschritt nach vorne kommt. Mit der Hand auf dem versetzten Klotz abstützen, das vordere Bein zum Standbein werden lassen, durchstrecken und das andere Bein heben und die Zehen an der Wand anstellen. Auf dem gestreckten Arm und Bein stehend mit der freien Hand an der Wand abstützen. Becken und Schulter parallel zur Wand halten und fühlen, dass die Wand eine gute Rückmeldung für die korrekte Aussichtung gibt.

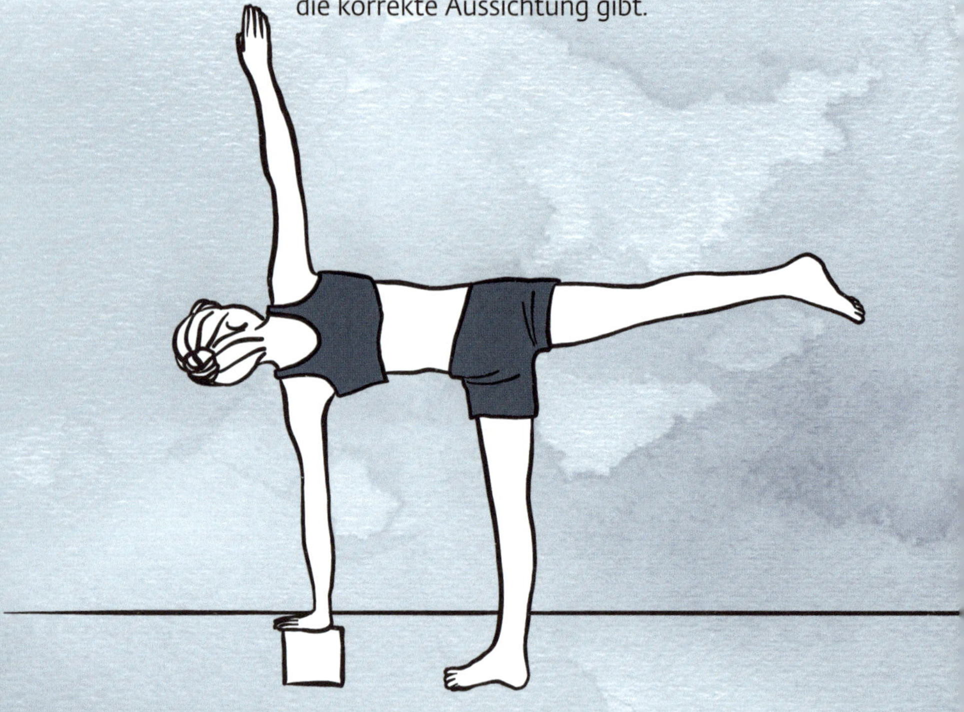

11 | November

Lächeln ist Mund-Yoga.

THÍCH NHẤT HẠNH ZUGESCHRIEBEN

12 | November

MIT FREUDE

Als Dona Holleman 1958 mit Yoga begann, betrachtete sie es als das beste und ausgefeilteste Hilfsmittel, um körperlich und psychisch auf höchstem Niveau zu leben.
Als sie über 50 war, ist ihr Yoga dann zur Lebenshilfe geworden. Sie sagt: „Mir ist die Freude inzwischen ganz wichtig geworden, und zwar innerhalb und außerhalb des Yoga. Ich benutze die positiven Wirkungen einer ausgeglichenen Yoga-Praxis, um mich am Wunder des Lebens und am Wunder der eigenen Möglichkeiten möglichst tief zu erfreuen."

13 | November

ASANA: BOGEN ÜBER STUHL

Urdhva Dhanurasana

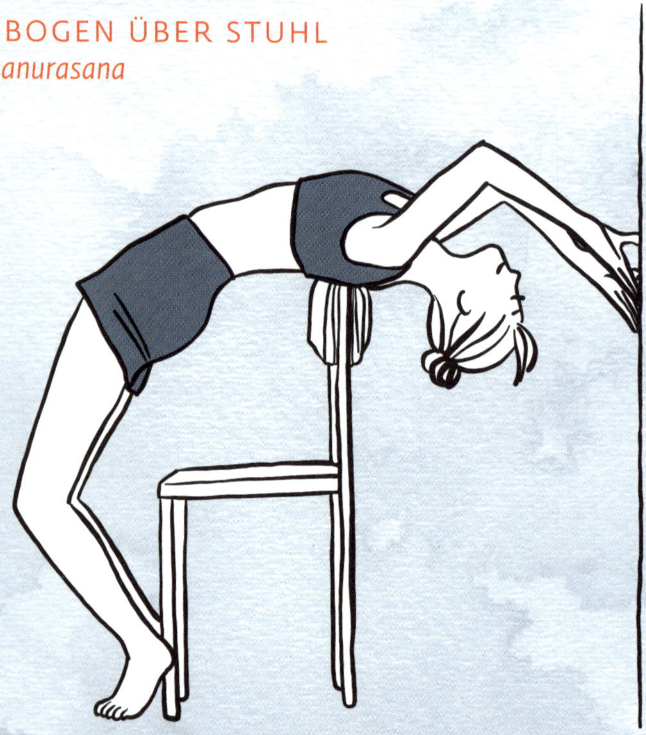

Den Stuhl mit Lehne Richtung Wand etwa 3 Fußlängen entfernt hinstellen. Eine Wolldecke über die Lehne legen. Sich auf den Stuhl setzen und die Fersen gegen die Stuhlbeine pressen, während die Vorderfüße fest in den Boden drücken. Sich mit den Händen an der Stuhllehne festhalten, das Gesäß heben und den Rücken in Brustkorbhöhe von oben auf die Lehne bzw. Wolldecke legen. Bei gutem Halt die Arme Richtung Wand strecken und mit den Fingerkuppen gegen die Wand pressen. Den großen Bogen über den Stuhl und seine aufmunternde Wirkung genießen.

14 | November

UNNÖTIGES GEPÄCK

Es stimmt: Yoga ist eine jahrhundertealte östliche Philosophie und Lebenskunst, die von verschiedenen Zivilisationen übernommen wurde. Aber Yoga ist zugleich die feinste und anpassungsfähigste Form von körperlicher und geistiger Erneuerung, die heute gefunden werden kann.

DAWN GROVES

15 | November

Die wesentliche Voraussetzung für Glück ist die Bereitschaft, der zu sein, der man ist.

ERASMUS VON ROTTERDAM

16 | November

DU BIST NICHT DEINE GEFÜHLE

Der koreanische Zen-Buddhismus-Lehrer Haemin Sunim wird gefragt: „Ich bin so niedergeschlagen, was soll ich tun?" Er antwortet: „Beobachte das Gefühl ruhig, ohne es verändern zu wollen. Es wird sich von allein verändern. Als blicktest du auf einen Baum im Garten, als säßest du am Fluss und sähest das Wasser vorüberfließen: So beobachte ganz ruhig deine Gefühle, als wären sie außerhalb von dir. Wenn du deine Gefühle drei Minuten lang so betrachtest, wirst du feststellen, dass ihre Energie und Beschaffenheit sich langsam ändern. Gefühle werden oft aus einer Matrix an Bedingungen heraus geboren, die nicht unserer Kontrolle unterliegen. Wir können unsere Gefühle ebenso wenig kontrollieren wie das Wetter oder die Laune des Chefs. Sie ziehen einfach vorüber wie Wolken am Himmel. Und genau wie die Wolken lösen sie sich von allein wieder auf. Doch wenn wir sie zu ernst nehmen und sie als Teil unserer Identität verinnerlichen, erwecken wir sie jedes Mal, wenn wir an die Vergangenheit denken, wieder zum Leben. Denk daran: Du bist weder deine Gefühle noch die Geschichte, die dein Geist über dich erzählt, um ihnen Sinn zu verleihen. Du bist die große Stille, die weiß, dass diese Gefühle entstehen und wieder vergehen.

HAEMIN SUNIM

17 | November

ASANA: HANDSTAND MIT DEM RÜCKEN ZUR WAND

Urdhva Mukha Vrikshasana

Aus dem Vierfüßlerstand aufstützen in einem zu kleinen Hund die Beine strecken und mit den Füßen näher heranlaufen. Mit Schwung die Beine nach oben heben und an der Wand anlehnen. Die Arme kräftig gestreckt halten, Hände fest in den Boden drücken und spüren, wie die Schultern sich von den Ohren entfernen. So lange stehen bleiben, wie es die eigene Kraft erlaubt. Aus der Haltung nicht rausfallen, sondern die Beine zeitlupenartig langsam und nacheinander zurück zum Boden bringen. Im Stehen der aufheiternden Wirkung nachspüren.

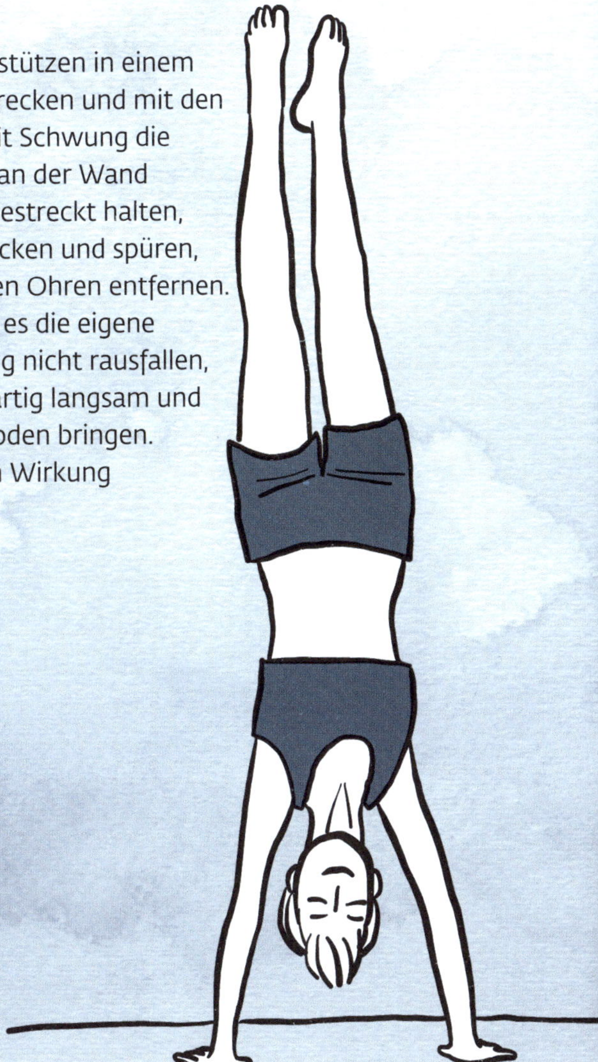

18 | November

WENN DIE MUNDWINKEL DIE OHREN BESUCHEN

Meine Freundin monierte letztens, dass es seit einiger Zeit gefühlt zu wenige Anlässe zum Lachen gebe und wie schade das doch sei. Auch weil es so guttut, gesund und ein Herzöffner ist. Deshalb plane sie ungewöhnliche Wege zu gehen, um das Lachen wieder mehr in ihr Leben zu holen. Und, was denken Sie, hat sie gemacht?
Sie hat beim kostenlosen Lachtelefon angerufen. Kein Witz! Das funktioniert sogar bundesweit. In dreiminütigen Telefonaten mit ehrenamtlichen LachtelefonistInnen wird die ansteckende Wirkung des Lachens dazu benutzt, die stimmungshebende Mimik der Anrufer zu schulen, Lachtechniken zu erlernen, also beim Lachen quasi automatisch Zwerchfell-Stimm-Muskel- und Atemtraining zu betreiben. Lachen als Gute-Laune-Kick, als Körperübung, bei der dem Gehirn signalisiert wird, doch bitte reichlich Glückshormone auszuschütten. Dass es sich nicht um ein „echtes" Lachen als Folge eines konkreten Lachanlasses handelt, ist dem Gehirn egal!
Und meiner Freundin auch. Es hat so gut funktioniert, dass sie sich jetzt ernsthaft für ein Lachyoga-Seminar angemeldet hat und das gar nicht lächerlich findet. So wie ich im übrigen auch.
Denn ein Tag ohne Lachen ist doch irgendwie ein verlorener Tag!

ANGELIKA WOLFF

19 | November

Ein Tag ohne Lachen ist ein verlorener Tag.

CHARLIE CHAPLIN

20 | November

ASANA: KOPFSTAND IN RAUMECKE

Shirshasana

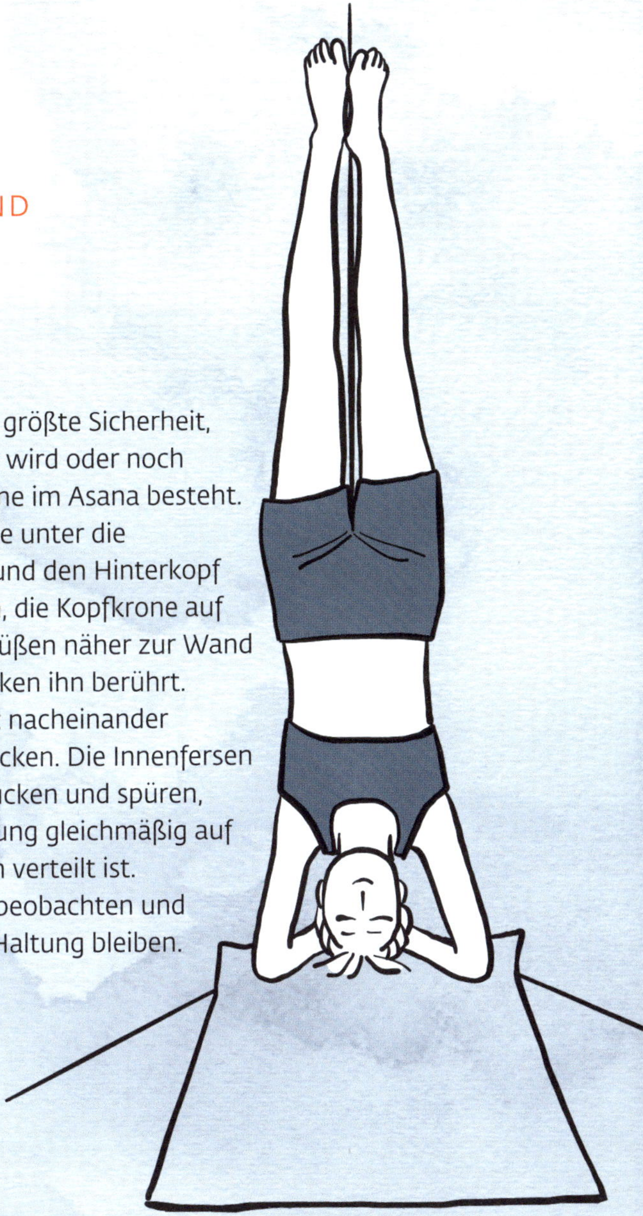

Die Raumecke bietet die größte Sicherheit, wenn ohne Lehrer geübt wird oder noch keine ganz sichere Routine im Asana besteht. Bei Bedarf eine Wolldecke unter die gefalteten Hände legen und den Hinterkopf in die Handschalen legen, die Kopfkrone auf die Wolldecke. Mit den Füßen näher zur Wand laufen, bis der obere Rücken ihn berührt. Die Beine zügig und kurz nacheinander hochschwingen und strecken. Die Innenfersen nach oben zur Decke drücken und spüren, dass die Gewichtsverteilung gleichmäßig auf Scheitel und Unterarmen verteilt ist. Mit viel Ruhe den Atem beobachten und ausreichend lang in der Haltung bleiben.

21 | November

WUNSCH FÜR DICH

Deine Sorgen
mögen dünn werden
wie eine Yogamatte
und deine Träume bunt
wie ein Schmetterling
mögest du im Leben
fest stehen wie ein Baum
der verwurzelt ist
und dessen Zweige
biegsam den Stürmen trotzen
sei stark wie eine Heldin
und frei wie ein Adler

ANNA TOMCZYK

22 | November

AM MORGEN

Das Licht begrüßen,
die Hoffnung wecken,
sich recken
nach dem Glück.

Auf den Kopf stellen,
was du zu kennen glaubst,
um es noch einmal
neu zu entdecken.

Die Muskeln strecken,
wer weiß, vielleicht
dehnt sich mit ihnen
auch der Horizont.

TINA WILLMS

23 | November

ASANA: LEICHTE UMKEHRHALTUNG MIT BOLSTER UND STUHL

Viparita Karani

Vor einem Stuhl das Bolster quer auf den Boden positionieren, ein oder zwei Wolldecken als Erhöhung auf die Stuhlfläche legen und sich mit dem Becken aufs Bolster setzen. Die Waden auf dem Stuhl ablegen und mit dem Rücken auf dem Boden ankommen. Die Arme u-förmig ablegen. Spüren, dass das Kinn zum Brustbein schaut. Die regenerative Wirkung genießen.

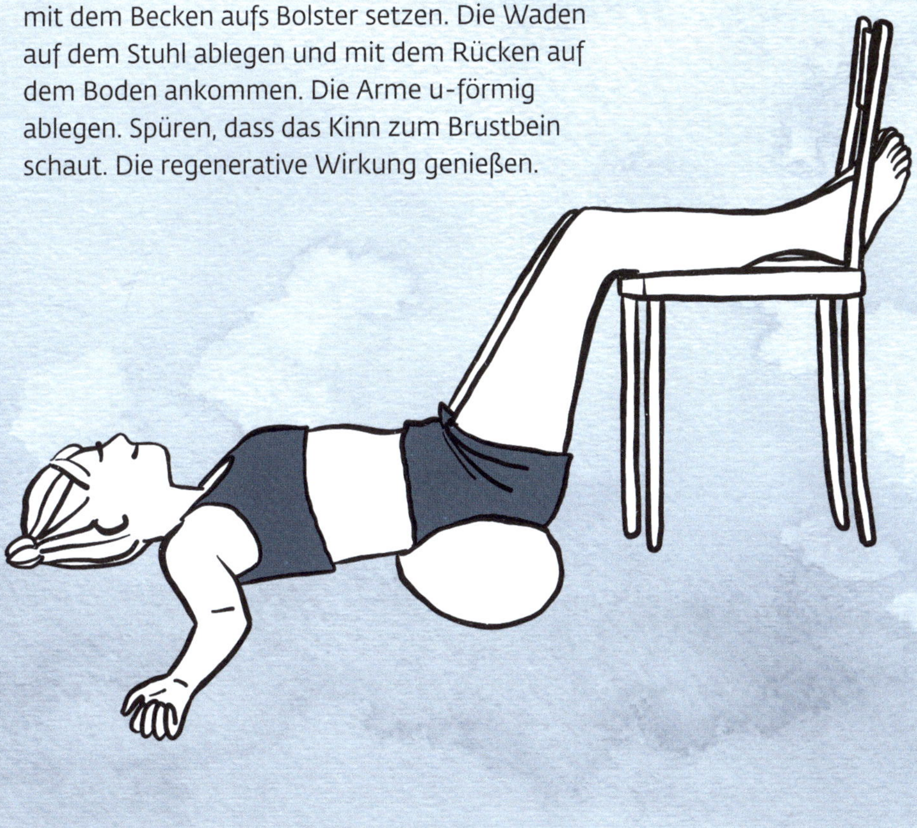

24 | November

Da es sehr förderlich für die Gesundheit ist,
habe ich beschlossen, glücklich zu sein.

VOLTAIRE

25 | November

LEHRER

Glaube nicht alles, was du denkst. – Die Realität ist immer freundlicher als dein Denken, versichert Byron Katie. Sie erinnert uns daran, dass ein Gedanke harmlos ist, bis wir ihn glauben. Es sind nicht unsere Gedanken, aber unser Festhalten an unseren Gedanken, die Leiden verursachen.
An einem Gedanken festzuhalten bedeutet, zu glauben, dass er wahr ist, ohne ihn zu überprüfen.
Ein Glaubenssatz ist ein Gedanke an dem wir festhalten, oft für Jahre.

26 | November

ASANA: GESTÜTZTER SCHULTERSTAND MIT BEINVARIATIONEN

Salamba Sarvangasana

Für den gestützten Schulterstand vor dem Stuhl das Bolster quer am Boden bereitlegen und eine Wolldecke auf die Stuhlfläche legen.
Sich mit dem Gesicht Richtung Lehne falsch herum auf den Stuhl setzen.
Die Kniekehlen über die Stuhllehne legen und sich dort „festhalten".
Die Hände tasten nach den vorderen Stuhlbeinen und helfen dem

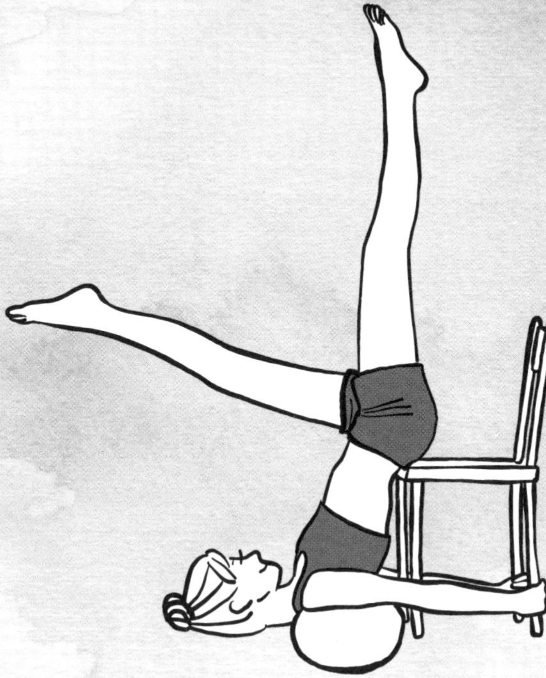

Rücken, herunterzukommen. Den Schultergürtel auf dem Bolster ankommen lassen. Sobald das geschehen ist, die Hände unter der Stuhlfläche an die hinteren Stuhlbeine bringen und gut zupacken. Spüren, dass die Schulterköpfe enger zusammengeführt werden.
Die Beine anheben und senkrecht über dem Becken nach oben strecken.
Sich ausreichend Zeit nehmen und mit dem Atem verbinden.
In dieser Umkehrhaltung noch eine Beinvariante ausführen:
Zuerst die gestreckten Beine auseinander grätschen und fünfmal atmen und zurück in die gestreckte Beinstellung kommen, dann eine Art große Schrittstellung mit den gestreckten Beinen ausführen, wobei ein Bein senkrecht bleibt und das andere stark abgesenkt wird. Nach einigen Atemzügen tauschen. Zum Schluss die Fußsohlen gegeneinander legen zum Winkel, dabei die Fußrücken auf der Stuhllehne ablegen.
In der Stufenbetthaltung nachspüren und entspannen.

27 | November

ASANA: LIEGENDER GEHALTENER WINKEL ÜBER EIN BOLSTER

Supta Baddha Konasana

Quer vor dem Bolster eine dünn gerollte Wolldecke hinlegen und sich mit dem Rücken Richtung Hilfsmittel setzen. Im Sitz die Fußsohlen gegeneinander bringen und die Knie nach außen sinken lassen. Evtl. mit Klötzen oder Decken die Oberschenkel unterlegen. Die Wirbelsäule achtsam über dem Bolster runterkommen lassen und eine weitere Wolldecke unter den Hinterkopf und bis in den Nacken ziehen. Bei geschlossenen Augen spüren, wie sich der Bauch mit jedem Atemzug nach innen/unten entspannt und das Gesicht weich wird. Wahrnehmen, dass durch die gerollte Decke im Kreuz dieses sich besser ablegen und entspannen kann.

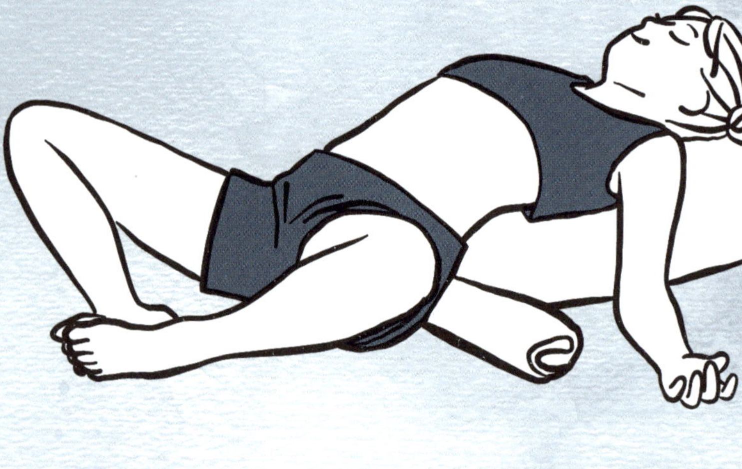

28 | November

Es gibt keine Trennung zwischen
Innen und Außen,
selbst und anderen.
Wenn wir uns unserer selbst annehmen,
nehmen wir uns der Welt an.
Wenn wir uns um die Welt kümmern,
kümmern wir uns um uns selbst.

23. PRINZIP DER BUDDHISTISCHEN PSYCHOLOGIE

29 | November

„Das Licht in mir ehrt das Licht in dir."
Wenn wir das Licht in uns selbst und anderen ehren, erkennen wir, dass wir keine getrennten Wesen sind, sondern dass wir alle miteinander verbunden und Teil derselben göttlichen Energie sind.
Diese Anerkennung unserer Einheit und Verbundenheit können uns Frieden, Freude und ein tiefes Zugehörigkeitsgefühl bringen.
Der Namaste-Gruß der Yogis drückt aus: „Das Göttliche in mir verneigt sich vor dem Göttlichen in dir."

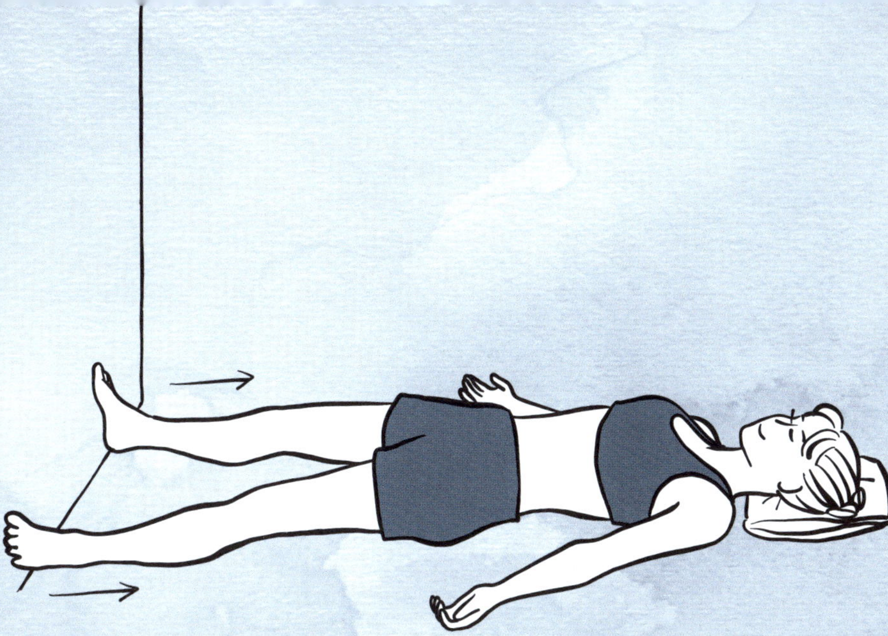

30 | November

ASANA: TOTENSTELLUNG

Savasana

In der Rückenlage mit noch nicht gestreckten Beinen die Füße an die Wand bringen und sich mit schwerem Becken von der Wand wegdrücken bis die Beine gestreckt sind. Fühlen, wie der untere Rücken langgezogen wird und das wohlige Ablegen erleichtert.

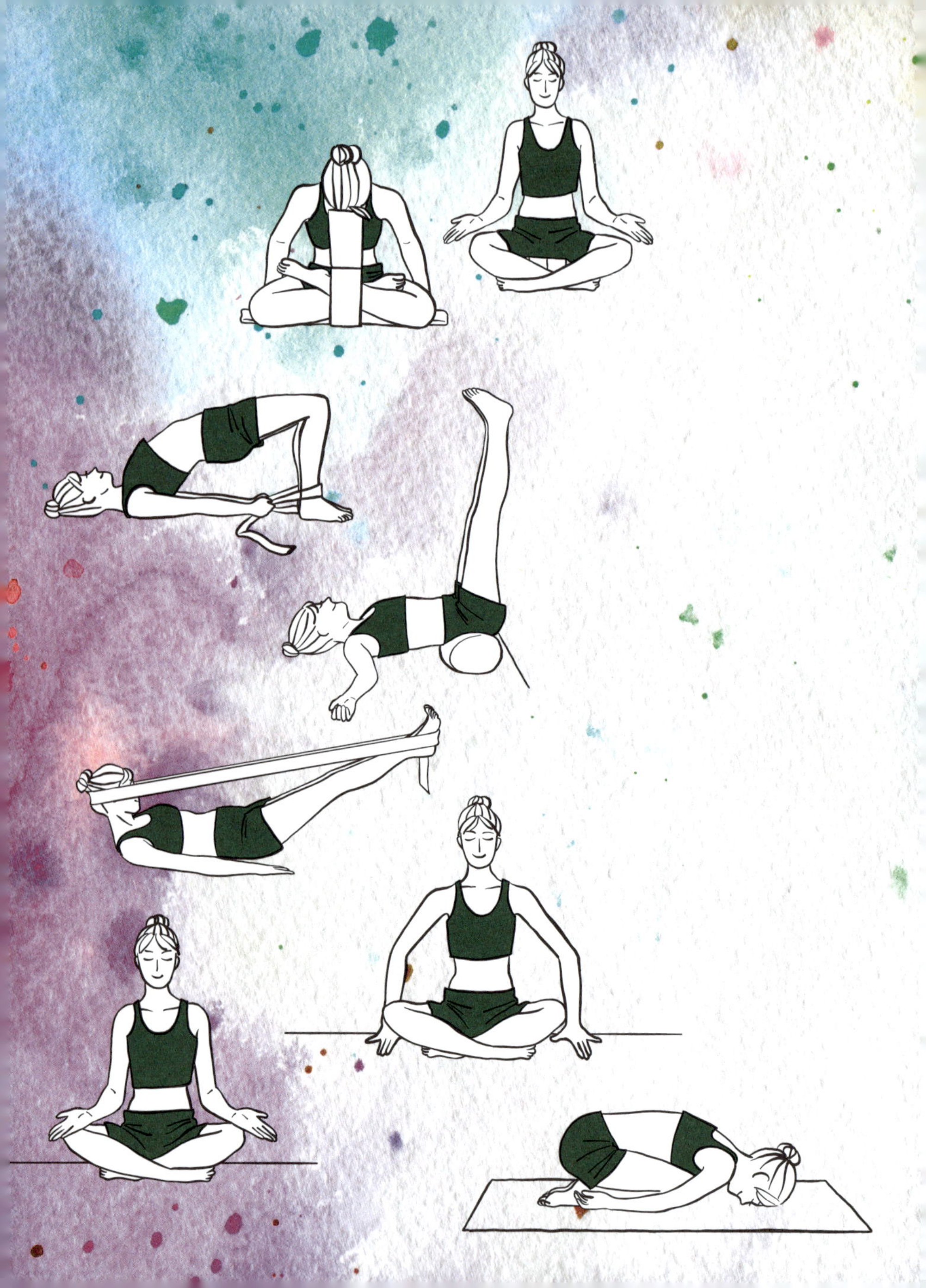

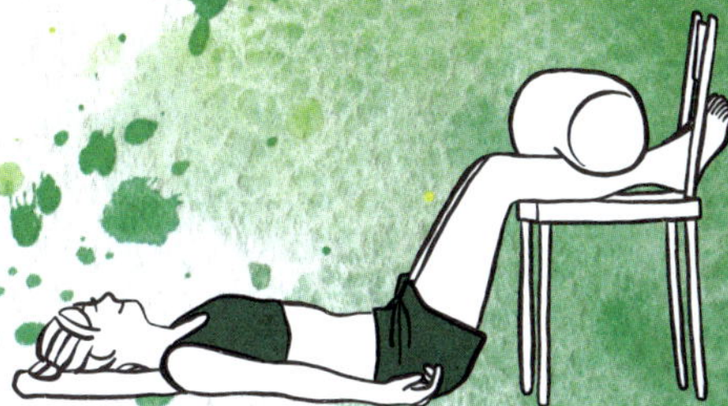

Dezember

Entspannt das Jahr beenden

Loslassen im Sitzen und Liegen

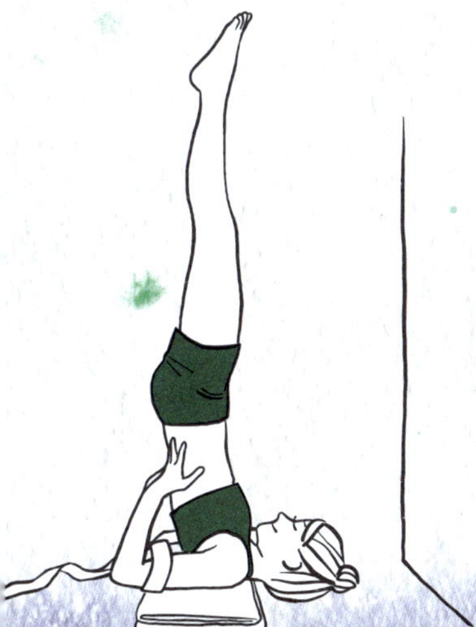

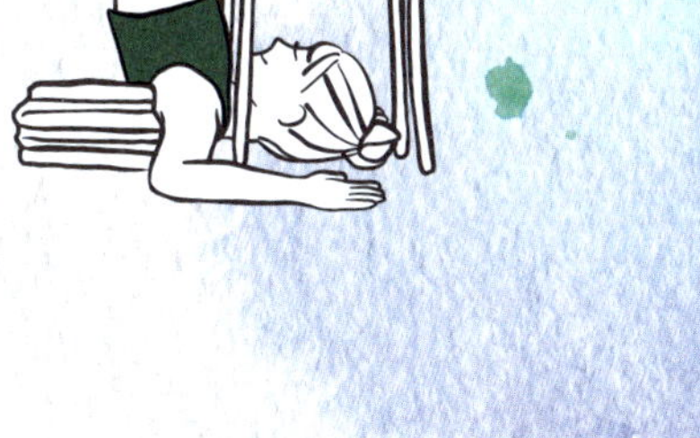

1 | Dezember

EINFÜHRUNG

Wussten Sie, dass Meditation nicht nur gelassener und ruhiger macht, sondern auch die Strukturen im Gehirn verändert, die für die Körperwahrnehmung zuständig sind. Die bildgebenden Verfahren der modernen Medizin können zeigen, dass regelmäßige Meditation die Oberfläche der Großhirnrinde verändert. Wir entwickeln ein bewusstes Gefühl für unseren Körper, eine Wandlung der Selbstwahrnehmung und mehr Akzeptanz. Darin liegt der Schlüssel zur Heilung. Schon im Altdeutschen bedeutet das Wort „heil" sowohl „gesund" als auch „ganz". Wer regelmäßig meditiert, hat im Alltag ein fast 20% niedrigeres Schmerzempfinden. Zu diesem Ergebnis kam eine Untersuchung der Universität von Montreal. Die Atemfrequenz vermindert sich auf durchschnittlich 12 Atemzüge pro Minute. Das sorgt für mentale Entspannung und erhöht die Schmerztoleranz. Die Atmung wird tiefer und verlangsamt sich. Unser Körper wird besser mit Sauerstoff versorgt.

2 | Dezember

Statt zu sagen: Sitz nicht einfach nur da – tu irgendetwas,
sollten wir das Gegenteil fordern:
Tu nicht einfach irgendetwas – sitz nur da!

BUDDHISTISCHE WEISHEIT, QUELLE UNBEKANNT

3 | Dezember

ASANA: SITZHALTUNG MIT GEKREUZTEN UNTERSCHENKELN

Svastikasana

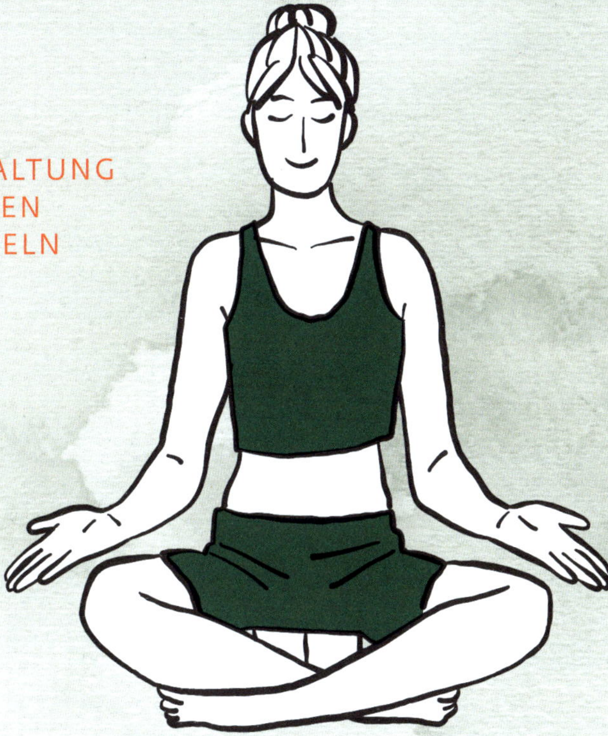

Auf Klötzen, einer Decke oder der Yogarolle erhöht sitzen und die Unterschenkel kreuzen. Die Wirbelsäule strecken und die innere Aufrichtung spüren. Die Schultern, Knie und vor allem das Gesicht weich und entspannt werden lassen. Zuerst setzt sich der Körper, dann setzt sich nachfolgend auch der Geist. Sich dabei zuschauen, wie aktiv der „innere Denker" zunächst noch ist. Sich nicht in Geschichten verstricken lassen, sondern einige Minuten der Atembewegung stoisch zuschauen und den Geist ruhiger werden lassen.

4 | Dezember

ZEHN MINUTEN

Schenke dir jeden Tag zehn Minuten
In denen du nichts tust
Anfangs fühlt es sich merkwürdig an
Falsch, wie vergeudete Zeit. Wie etwas
Das keinen Sinn ergibt
Unruhe fällt dich an, doch hab Geduld
Irgendwann wird dein Inneres still
Breitet sich aus, umhüllt dich gelassen
Und bedankt sich bei dir
Für diese zehn Minuten

DORIS BEWERNITZ

5 | Dezember

Entspannung beginnt in den äußeren Schichten des Körpers und dringt bis in die tiefen Schichten unserer Existenz vor, lehrt uns B.K.S. Iyengar.

6 | Dezember

ÜBUNG: IN DER SITZHALTUNG DEN KOPF ABLEGEN

Svastikasana gestützt

Auf einer Wolldecke sitzend die Unterschenkel auf die ungewohnte Art (also mal andersherum) kreuzen. Vor sich zwei Klötze oder einen Stuhl stehen haben, um den Kopf ablegen zu können. Ausprobieren, wie viel Höhe der Kopf braucht, um schwer und entspannt zu sein.
Die regenerative, sammelnde Wirkung spüren.

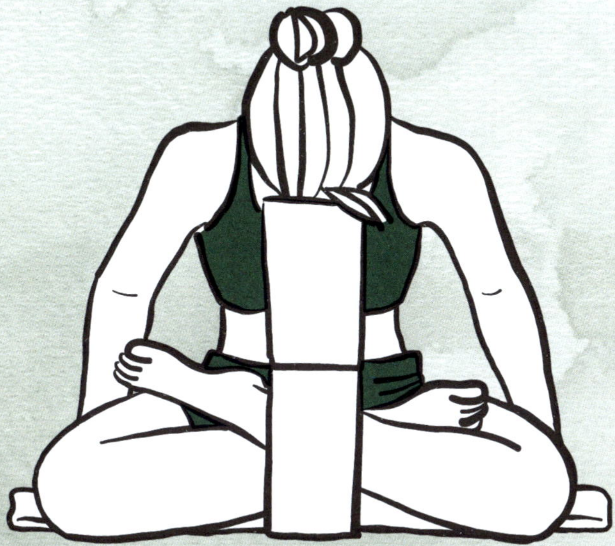

7 | Dezember

Die Schauspielerin Raquel Welch berichtet in einem Interview: „Mein Lebensstil muss sich immer wieder mit dem Stress auseinandersetzen. Und Stress macht alt. Yoga und Meditation helfen mir, gemeinsam mit meinem inneren Selbst, mehr, als wenn ich auf Spannung mache. Ich will Körperübungen und Fitnesstraining nicht schlechtmachen. Aber für mich ist es eine Erfahrungstatsache, dass sie mir nicht im selben Maße helfen, geistig und körperlich präsent zu sein, wie Yoga und Meditation es tun."

8 | Dezember

Stress ist nicht das, was uns passiert.
Es ist unsere Reaktion auf das, was passiert.
Und die Reaktion ist etwas, das wir wählen können.

MAUREEN KILLORAN

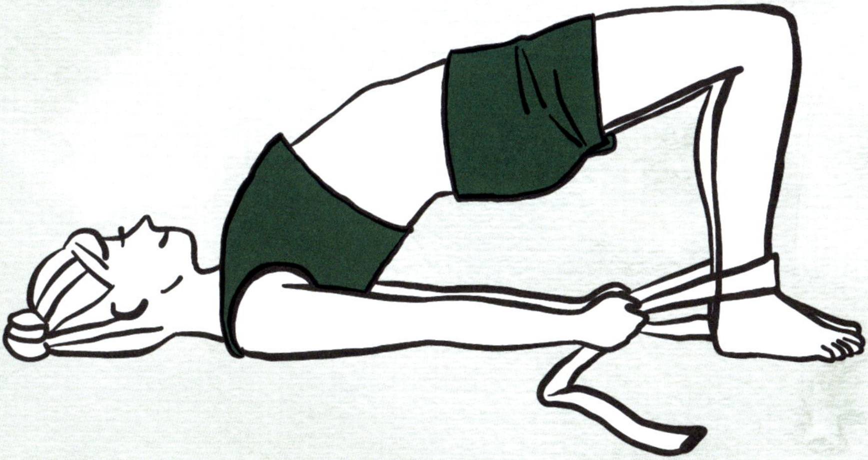

9 | Dezember

ASANA: VIERFUSSSTAND UND LIEGENDER GEHALTENER WINKEL

Chatushpadasana und Supta Baddha Konasana

In der Rückenlage die Füße beckenbreit aufgestellt einen Gurt als Verlängerung der Arme über die Fußgelenke legen. Den Gurt mit gestreckten Armen so kurz fassen wie möglich. Dann die Füße pressen und das Becken heben, während die Hände kräftig am Gurt ziehen. Spüren, dass die Schulterköpfe Richtung Boden kommen. Die 4 „Füße" (zwei Schulterköpfe und zwei Fußsohlen) dieses Standes spüren. Nach einigen Atemzügen den Rücken von oben nach unten zum Boden zurücksinken lassen. Den Gurt noch immer festhaltend jetzt die Fußsohlen zusammenlegen und die Knie entspannt und schwer nach außen in den Winkel sinken lassen. Den Atem und die Entspannung im Bauchraum spüren.

10 | Dezember
DER GROSSE SEGEN

Der große Segen, den Yoga mit sich bringt, sagt B.K.S Iyengar, ist ein Zustand der in sich selbst gründenden Zufriedenheit. Der Entspannungsprozess wird durch Asanas erreicht. Im Allgemeinen denken wir, dass der Geist seinen Sitz im Kopf hat. Bei den Asanas breitet sich das Bewusstsein im ganzen Körper aus. Durchdringt schließlich jede Zelle und stellt ein vollständiges Gewahrsein her. Auf diese Weise wird das stresserfüllte Denken angesogen, und unser Geist fokussiert sich auf den Körper, die Intelligenz und die Bewusstheit als Ganzheit. Man ist mit sich selbst eins, verspricht B.K.S. Iyengar.

11 | Dezember
ZEHN MINUTEN

Die Seele hochlegen
Wie die Beine
Die Gedanken baumeln lassen
Wie reife Äpfel im Wind
Das Kopfkarussell in blaue Tücher schlagen
Ihm Ruhe verordnen
Für zehn Minuten
Den Händen Stille befehlen
Alles Tun auf der langen Bank
Warten lassen
Dem Atem und dem Herzen nachspüren
Eine Weile
Einfach verweilen

CAROLA VAHLDIEK

12 | Dezember

ASANA: BEINE AN WAND HOCHGELEGT

Viparita Karani

Sich seitlich auf ein Bolster setzen und mit den Händen hinter dem Rücken am Boden abstützen, dann die Beine an die Wand hochschwingen. Mit dem Becken nah zur Wand ablegen und sich gerade ausrichten. Die Arme u-förmig ablegen. Den Bauch weich werden lassen, dem Atem zuschauen, zur Ruhe kommen und entspannen.

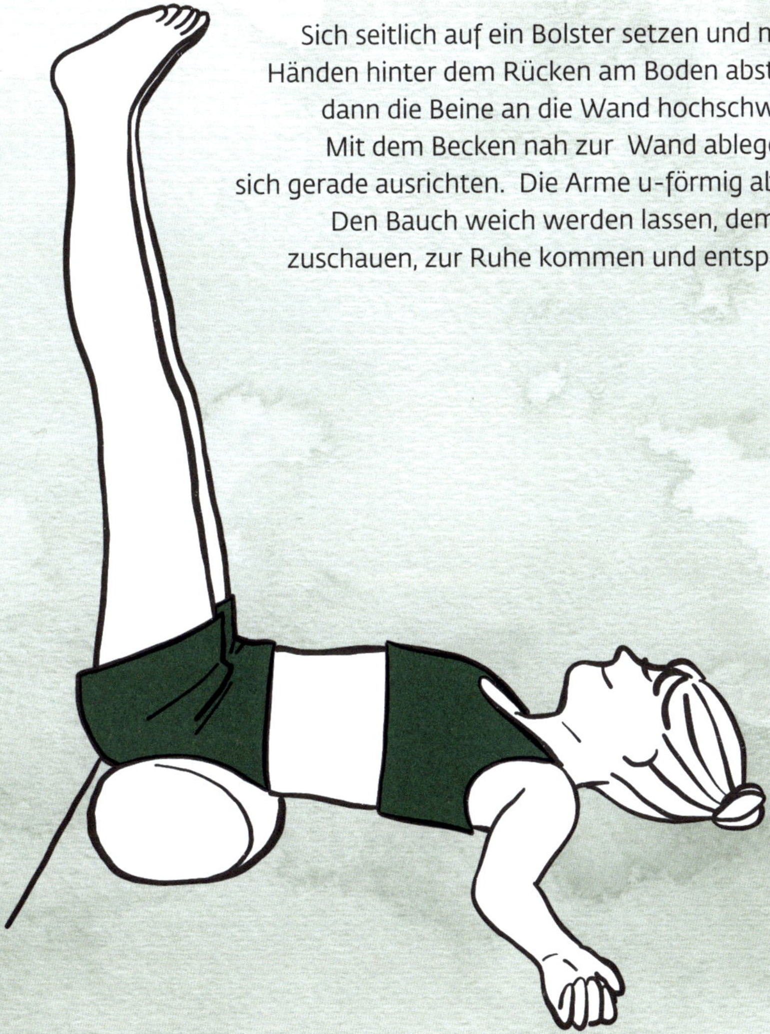

13 | Dezember

Yoga ist der goldene Schlüssel, der das Tor zu Frieden, Ruhe und Freude öffnet, betont B.K.S. Iyengar

14 | Dezember

DIE WELT ANHALTEN

Ich halte die Welt an. Nur für einen Moment.
Nichts planen, nichts vorweisen,
mich nicht beweisen oder gut darstellen.
Für einen Moment einfach nur sein. Da-sein.
Unabhängig von dem, wie mich andere sehen.
Zeitlos zwischen gestern und morgen.
Nur für einen Moment,
damit ich mich wieder kenne und erkenne.

MICHAELA DEICHL

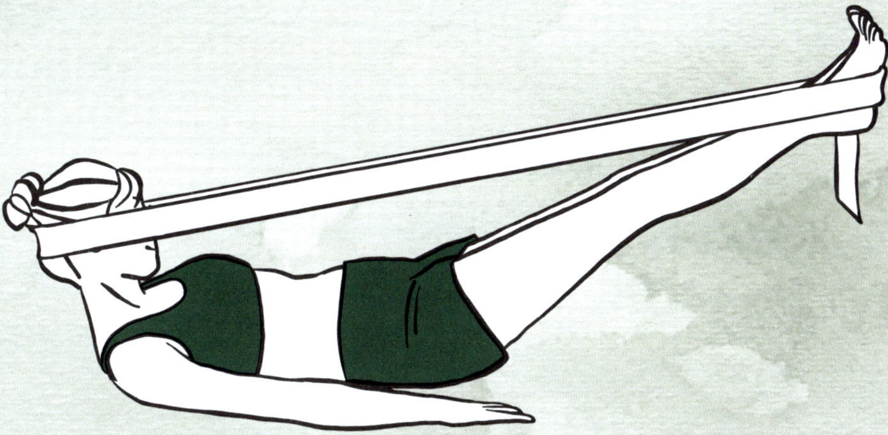

15 | Dezember

ASANA: EISBÄR MIT KINNVERSCHLUSS

Jalandarabandha

In diesem Asana wird durch den Kinnverschluss und die sich einstellende Stabilität innere Ruhe vermittelt. Dazu in der Rückenlage eine große Gurtschlinge über die Füße legen und die Beine nach oben strecken. Dann den Kopf anheben und den Hinterkopf ebenfalls in die Gurtschlinge legen. Der Gurt verläuft dabei knapp über den Ohren am Hinterkopf vorbei. Sich in den Gurt abgeben üben und spüren, dass durch den stark angehobenen Kopf das Kinn zum Brustbein schaut und den Kinnverschluss ermöglicht. Die Arme weit am Boden ablegen und die Schultern entspannen. Innenschau halten.

16 | Dezember

Ist der Geist kontrolliert,
wird die Seele erkennbar.

17 | Dezember

SCHNELLER-HÖHER-WEITER

In einer Zeit,
in der oft nur das
Schneller-Höher-Weiter zählt,
wünsche ich dir Langsamkeit, Tiefe und
ganz nah bei dir zu sein.

MARIA SASSIN

18 | Dezember

MANTRA: EIN-AUS

Ein Mantra ist eine heilige Silbe oder ein heiliger Vers, das eine spirituelle Kraft besitzt. Zur Manifestierung wird es, in der Regel im Atemrhythmus, häufig wiederholt.
Um Atem und Mantra aufeinander abzustimmen, in einer aufrechten Sitzhaltung während der ganzen Einatmung „Ein" denken und während der Ausatmung „Aus". Durch diese Praxis aus dem eigenen Gedankenkarussell aussteigen lernen. Gerne 5–10 Minuten auf diese Weise den Atem begleiten und den Kopf „leeren".

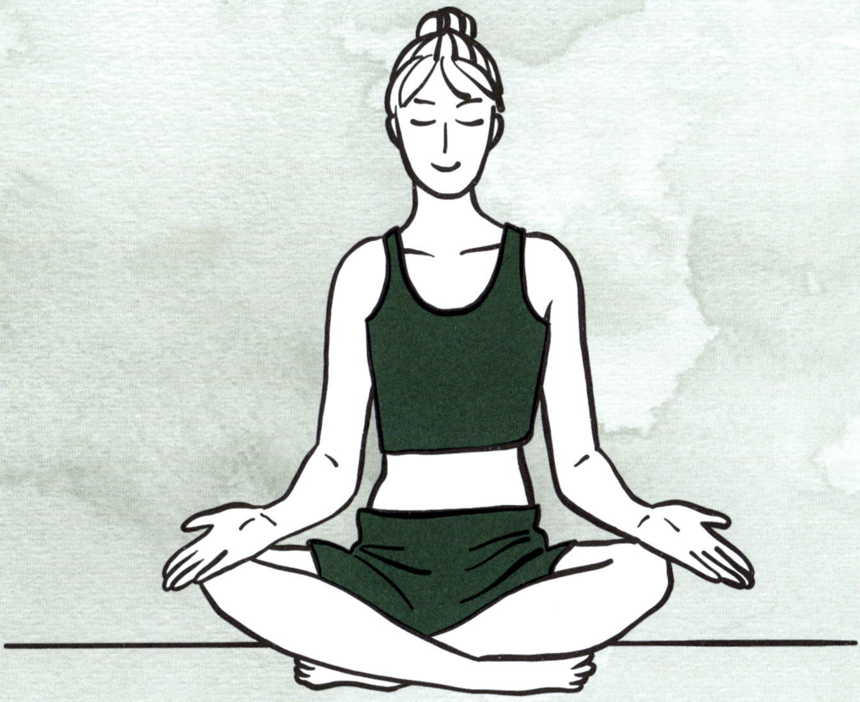

19 | Dezember

STILLE

Wir verdanken der Stille Erkenntnisse,
die uns befreit haben
und Erholung,
die tiefer reichte als ein guter Schlaf.
Wir verdanken ihr Entscheidungen,
die wichtige Weichen stellten.
Wir verdanken ihr Rettung
vor dem Untergang im Geräuschemeer.
Wir verdanken ihr Nachrichten
von uns selbst an uns selbst,
endlich hörbar,
ohne den Umzug über die Ohren.
Wem anders verdanken wir
die kleine Stimme der Wahrheit
als der Stille,
dieser alten immer neuen Freundin.

ULRICH SCHAFFER

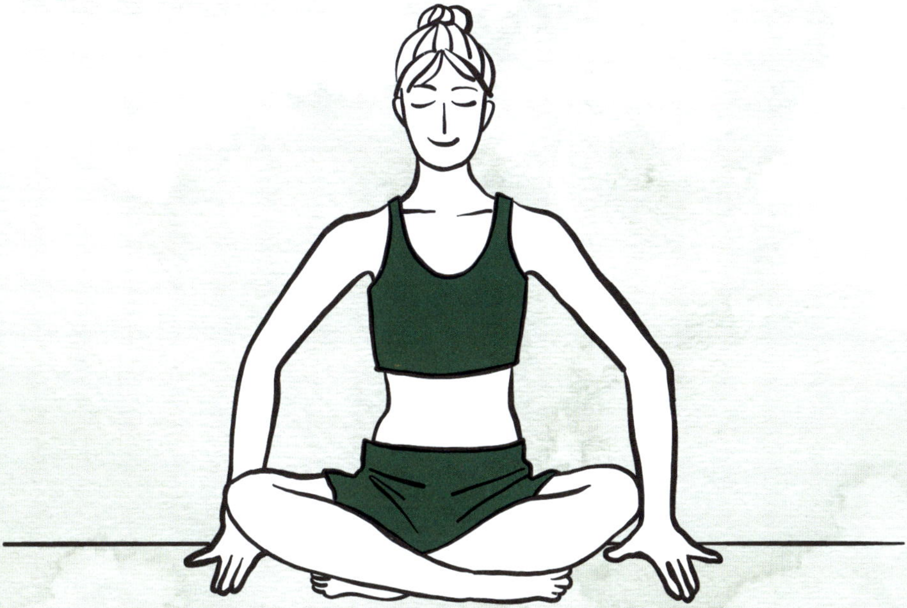

20 | Dezember

MANTRA: ICH BIN GENUG

In aufrechter Sitzhaltung, mit dem Rücken an der Wand, die Fingerkuppen der Kleinfinger und Daumen in der Fußleiste aufstützen. Dadurch den Rücken strecken und den Brustkorb weiten. Dann mit geschlossenen Augen den eigenen Atem beobachten. Üben, den Zustand eines Zuschauers zu erschaffen, der auf Distanz bleibt, wachsam ist und sich nicht einmischt.
Nach einiger Zeit das Mantra: „Ich bin“ – „genug“ – „inneres Lächeln“ mit dem Atemrhythmus eins werden lassen. Einatmend „Ich bin“, ausatmend „genug“ denken und in der Atemstille sich innerlich zulächeln und den Frieden und die Gelassenheit spüren, die dieses Mantra bewirkt.

21 | Dezember

DIE PRAXIS DES NICHT-TUNS

Nicht-tun ist nicht gleichbedeutend mit Trägheit und Passivität. Ganz im Gegenteil. Es erfordert großen Mut und viel Energie, Nicht-Tun zu entwickeln, sowohl im Zustand der Stille als auch im Tätigsein. Und es ist auch keineswegs leicht, eine besondere Zeit für das Nicht-Tun zu reservieren und angesichts all der vielen Zwänge unseres Alltagslebens konsequent dabei zu bleiben.

Nicht-tun bedeutet, die Dinge sein zu lassen und ihnen zu gestatten, sich auf ihre eigene Weise zu entfalten. Dabei geht es ausschließlich darum, den gegenwärtigen Augenblick zu erfassen, ohne ihm irgendetwas hinzuzufügen, seine Reinheit und die Frische des ihm innewohnenden Potentials, den nächsten Augenblick entstehen zu lassen, wahrzunehmen.

Manche Menschen bezeichnen dies als „Im-Fluss-Sein" – die Erfahrung, dass ein Augenblick mühelos in den nächsten übergeht, geborgen im Flussbett der Achtsamkeit.

JON KABAT-ZINN

22 | Dezember

Den Augenblick wichtig machen, so dass er es wert ist, gelebt zu werden, ihn nicht unbemerkt verschwinden lassen, empfiehlt Jon Kabat-Zinn.

23 | Dezember

ASANA: KINDHALTUNG

Balasana

Dieser Haltung wohnt ein tiefes psychologisches Gedächtnis inne, die Erinnerung an unsere Kindheit. Auf einer Decke im Fersensitz mit geschlossenen Beinen und Füßen sitzend den Kopf vor den Knien ablegen. Bei Bedarf mit einem Klotz unterstützen. Dabei die Arme seitlich am Körper entspannt abgeben. Spüren, wie das Asana nach innen führt und hilft, ganz bei sich zu sein. Die regenerative Wirkung genießen.

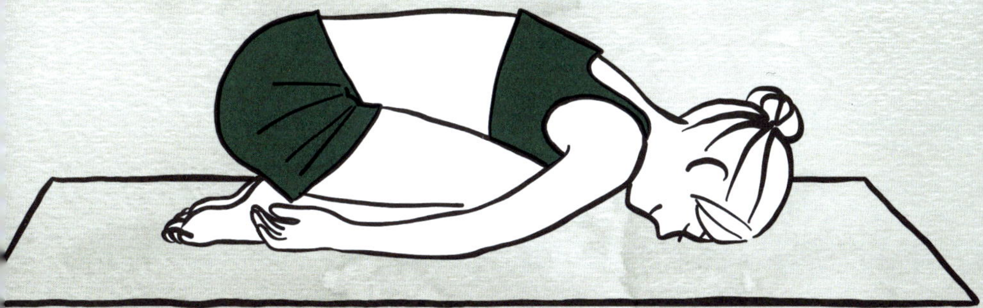

24 | Dezember

MITTEN IM LEBEN

Achtsam sein, mitten im Leben? Wie soll das gehen?
Sollte ich nicht in die Berge gehen,
an einen Ort der Kraft, der Ruhe und Stille?
Oder zumindest in einen Wald, an einen stillen See?
Achtsam sein mitten im Büro,
im Familientrubel, im Straßenverkehr?

Ja, denn ich erinnere mich.
Jemand sagte mal zu mir:
Zu meditieren, ganz wach zu sein, ganz hier,
das ist einfach im Himalaya.
Doch auf einer Verkehrsinsel
mitten in Frankfurt,
da ist es eine wahre Herausforderung.

Ich möchte mich darin üben, das Schreien der Kinder
als Glocke der Achtsamkeit wahrzunehmen.
Das Hupen der Autos ebenso.
Das Klingeln des Telefons, ja, auch das.

Eine Glocke der Achtsamkeit, die mich an mein Hiersein erinnert.
Wie eine gute Freundin, die sagt: Wache auf aus deinen Gedanken,
sei wach, sei hier, sei ganz da,
mit deinem ganzen Bewusstsein in deinem Körper.

Da sein.

SABRINA GUNDERT

25 | Dezember

ASANA: GESTÜTZTER SCHULTERSTAND

Salamba Sarvangasana

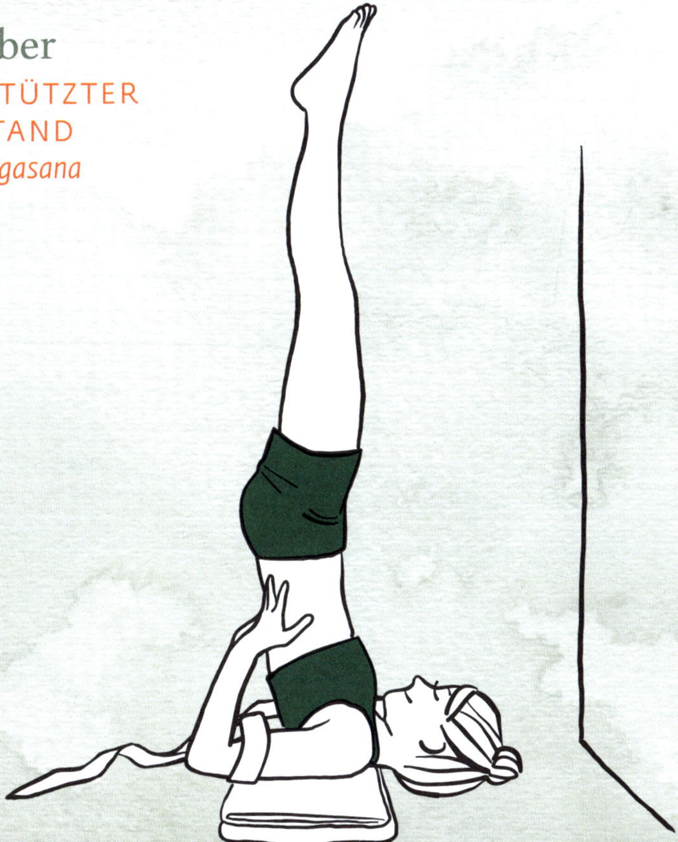

Mit den Schultern auf einer Platte oder mehreren Decken abgelegt in den Schulterstand gehen. Dieses Asana hat B.K.S. Iyengar wegen seiner großartigen Wirkung mal als die „Mutter aller Asanas" bezeichnet.
Tipp: Fokus nicht auf die anfängliche Anstrengung richten, sondern den langsamen Atem mitzählen. Mindestens 15mal mühelos, ruhig und natürlich ein- und ausatmen.
Zum Auflösen den Gurt abstreifen, langsam zurück auf den Boden kommen und genügend Zeit zum Nachspüren nehmen.

26 | Dezember

TRAGENDER HIMMEL

Den Himmel,
der mich trägt,
spüre ich,
wenn ich auf dem Boden liege.

Das Leben,
das mich führt,
höre ich,
wenn ich meinem Atem lausche.

Dass du, Gott,
mich umgibst,
sehe ich,
wenn ich meine Augen schließe.

REINHARD ELLSEL

27 | Dezember

Erst wenn der Körper entspannt ist, kann die Seele nachfolgen.

KONFUZIUS

28 | Dezember

ASANA: GESTÜTZTE PFLUGSTELLUNG

Salamba Halasana

Diese ausgesprochen regenerative und wohltuende Haltung beginnt im Schulterstand. Dafür auf mehreren Wolldecken oder einer speziellen Schulterstandplatte mit dem Rücken liegend (der Kopf bleibt am Boden und das Kinn zum Brustbein gezogen) mit den Füßen an der Wand etwas hochlaufen und dann mit Schwung die Beine nach oben

strecken. Die Hände stützen sofort im unteren Rücken ein und helfen dem Körper, sich gerade nach oben auszurichten. Mit den Schulterköpfen enger laufen und spüren, dass sie das Körpergewicht tragen. Den bereitgestelllten Stuhl, auf dessen Stuhlfläche ein Bolster quer zur Erhöhung liegt, bis an die Schulterdächer näher heranziehen. Das Gesicht liegt jetzt unter der Stuhlfläche.
Dann die Oberschenkel auf der Stuhlfläche ablegen. Dabei die Ansätze der Oberschenkel so weit wie möglich auf dem Stuhl auflegen, die Füße dürfen aus dem Stuhl herausschauen. Den Rücken so senkrecht wie möglich halten, den Kinnverschluss spüren und die Arme entspannt im U ablegen. Spüren, dass die Aufmerksamkeit nach innen gerichtet wird, der Puls verlangsamt, der untere Rücken entspannt. Die regenerative Wirkung genießen.

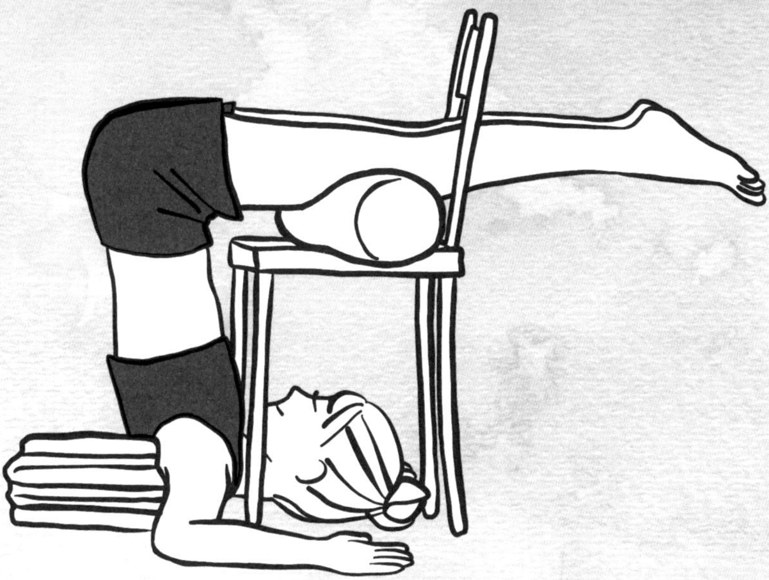

29 | Dezember

YOGA-ENTSPANNUNG

Die Kunst der echten Yoga-Entspannung, bekannt als Savasana, legt in genauen Schritten fest, wie Entspannung und Erholung Raum bekommen. Savasana ist äußerlich eine Stellung, die einen Leichnam nachahmt und innerlich zu einem Zustand des Todes führt, d.h. die Herzschmerzen und die Schocks, die der Körper als Erbe mit sich trägt, kommen zu einem Ende. Genau dies aber bedeutet Entspannung und Erholung. Es geht nicht darum, einfach auf dem Rücken zu liegen, nichts zu denken, irgendwohin zu starren und irgendwann zu schnarchen. Es ist eine der schwierigsten Yoga-Stellungen, wenn man sie richtig vollziehen will, aber sie erneuert und belohnt wie keine andere.

B.K.S.IYENGAR

30 | Dezember

Beim Savasana geht es ums Abstreifen, sich Häuten, so wie bei der schon erwähnten Schlange, die ihre Haut abstreift, um in ihren erneuerten Farben prachtvoll glänzend daraus hervorzugehen. Wir haben viele Häute, Hüllen, Gedanken, Vorurteile, vorgefasste Meinungen, Vorstellungen, Erinnerungen und Zukunftsprojekte. Savasana bedeutet, all diese Häute abzustreifen, daran erinnert B.K.S. Iyengar.

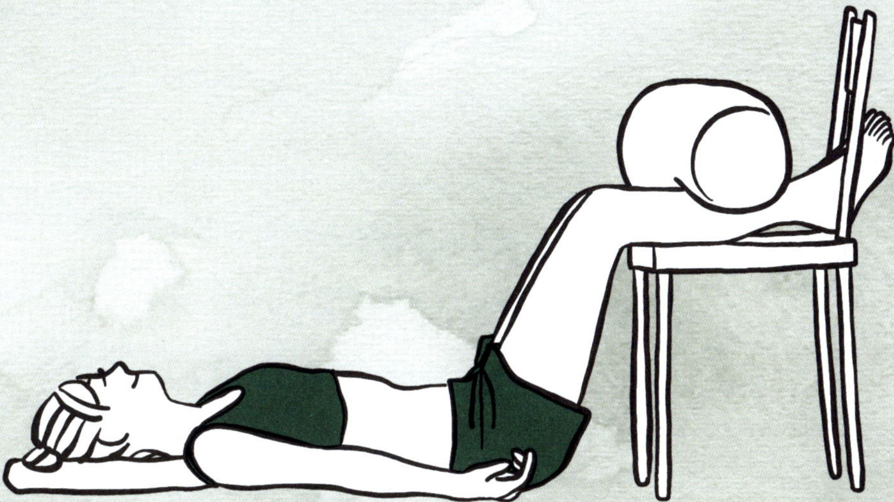

31 | Dezember

ASANA: TOTENSTELLUNG

Savasana

Eine der vielen Savasana-Varianten auswählen, die jeweils am Kapitelende der meisten Monate zu finden sind. Sich auf das eigene Körpergefühl verlassen, welche Weise der Lagerung die jetzt ersehnte und damit auch entspannenste ist.

VERZEICHNIS DER AUTORINNEN UND AUTOREN UND QUELLENNACHWEIS

Maria Baldus-Cohen-Or: S. 118 © Beni Cohen-Or.
Doris Bewernitz: S. 132, 219, 272 © bei der Autorin.
Christian Buck: S. 87 © Christian Buck (1921–1996).
Christian Busemann: S. 98 aus: ders., Papa to go. Schnellkurs für werdende Väter, © 2010 Wilhelm Goldmann Verlag, München, in der Penguin Random House Verlagsgruppe GmbH
Stephen R. Cove: S. 18 aus: ders., Die sieben Wege der Effektivität, für die Dt. Übersetzung © Campus Verlag, Frankfurt am Main, 2000.
Michaela Deichl: S. 278 © bei der Autorin
Reinhard Ellsel: S. 288 © beim Autor.
Manfred Fischer: S. 127 © beim Autor.
Rolf Gates: S. 146, aus: ders., Der Pfad des Yoga, © 2018 by Riva Verlag, ein Imprint der Münchner Verlagsgruppe GmbH (Tag 88, S. 141).
Traugott Giesen: S. 36, 46 aus: ders., Gott liebt dich und braucht dich, © by Radius Verlag, Stuttgart.
Annedore Großkinsky: S. 10, 22 © bei der Autorin.
Sabrina Gundert: S. 224, 286 © bei der Autorin.
Thomas Knodel: S. 58, 158 © beim Autor.
Frédérik Leboyer: S. 55, 140, 162 aus: ders., Weg des Lichts. Kösel-Verlag, München, in der Penguin Random House Verlagsgruppe GmbH.
Gundela Leenen: S. 206 © bei der Autorin.
Sabine Moosmann: S. 34 © bei der Autorin.
Thích Nhất Hạnh: S. 115, aus: The art of power – Die Kunst mit Macht richtig umzugehen, © 2008 Verlag Herder GmbH, Freiburg.
Andreas Noga: S. 25 © beim Autor.
Maria Sassin: S. 8, 228, 280 © bei der Autorin.
Ulrich Schaffer: S. 282 © beim Autor.
Beate Schlumberger: S. 88 © Beate Schlumberger Erben.
Marion Schmickler-Weber: S. 120 © Autorin.
Isabella Schneider: S. 80, 177, 226, 243, 249 © bei der Autorin.
Cornelia Elke Schray: S. 108 © bei der Autorin.

Gloria Steinem: S. 48 © bei der Autorin.
Anne Steinwart: S. 34 © bei der Autorin.
Pierre Stutz: S. 70 Aus: ders.: Die spirituelle Weisheit der Bäume. Eine Entdeckungsreise. Mit Fotos von Andrea Göppel © Patmos Verlag. Verlagsgruppe Patmos in der Schwabenverlag AG, Ostfildern, 3. Auflage 2022. www.verlagsgruppe-patmos.de
Luzia Sutter Rehmann: S. 51 © Autorin
Haemin Sunim: S. 256, aus: ders.: Die schönen Dinge siehst du nur, wenn du langsam gehst © Haenim Sunim,2012; © der deutschsprachigen Ausgabe 2017 Scorpio Verlag GmbH & Co KG, München.
Anna Tomczyk: S. 95, 260 © bei der Autorin.
Carola Vahldiek: S. 12, 13, 29, 42, 110, 113, 156, 160, 202, 216, 276 © bei der Autorin.
Tina Willms: S. 260 © bei der Autorin.
Angelika Wolff: S. 258 © bei der Autorin.
Jon Kabat-Zinn: S. 102 und 211: aus einem Interview mit dem Journalisten Bill Moyers, nur in englischer Sprache veröffentlicht, S. 158 aus: ders., Zur Besinnung kommen. Die Weisheit der Sinne und der Sinn der Achtsamkeit in einer aus den Fugen geratenen Welt. Freiburg: Arbor Verlag, 2020, Seite 281. S. 284 aus: ders.: Im Alltag Ruhe finden. Meditationen für ein gelassenes Leben, 1994 Jon Kabat-Zinn, für die deutschsprachige Ausgabe 2010/2015 Knaur Taschenbuch. Ein Imprint der Verlagsgruppe Droemer Knaur GmbH & Co. KG, München, S. 50–52 (Auszug). Mit freundlicher Genehmigung von Verlagsgruppe Droemer Knaur GmbH & Co.KG

Trotz intensiver Bemühungen konnten nicht alle Rechteinhaber ermittelt werden. Wir bitten diese daher um Verständnis, wenn wir gegebenenfalls erst nachträglich eine Abdruckhonorierung vornehmen können.

Dieses Buch ersetzt keinen erfahrenen Yogalehrer oder Yogalehrerin vor Ort und bei Beschwerden auch keinen Arztbesuch.

Zur Herausgeberin:
Claudia Peters, geb. 1968, verheiratet, Mutter zweier Söhne, hat schon in ihrer Jugend Hatha Yoga kennen- und lieben gelernt und seitdem eine ununterbrochene Yogapraxis. Yoga ist ihr „roter Faden" im Leben. Sie ließ sich während ihres Studiums von verschiedenen Lehrern des BDY ausbilden und leitet seit vielen Jahren Yogagruppen. 2003 lernte sie den indischen Priester und Yogalehrer Father Joe Pereira kennen, der ihr den Zugang zum Iyengar Yoga vermittelte. Diese präzise Übungspraxis begeisterte sie so sehr, dass sie 2013 eine Iyengar-Yoga-Lehrerausbildung machte. Neben Yoga ist sie als Lektorin und Autorin in Freiburg tätig.

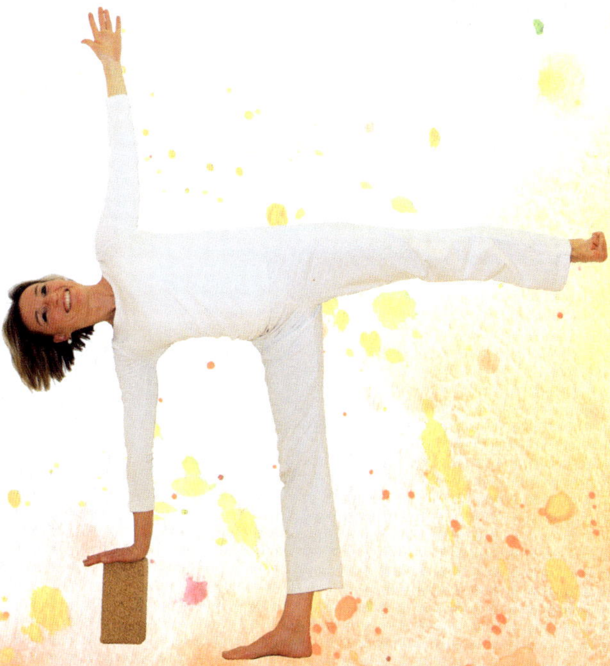

Im Alten Rathaus/Hauptstraße 37
D-79427 Eschbach/Markgräflerland

www.verlag-am-eschbach.de

Gestaltung und Satz: Angelika Kraut, Verlag am Eschbach
Kalligrafien: Ulli Wunsch, Wehr
Herstellung: PNB print, Silakrogs, Lettland
Hergestellt in Lettland
ISBN 978-3-98700-102-4

FSC www.fsc.org MIX Paper | Supporting responsible forestry FSC® C084698

Gedruckt auf FSC®-zertifizierten Materialien
Näheres zur Nachhaltigkeitsstrategie der Verlagsgruppe Patmos
auf unserer Website www.verlagsgruppe-patmos.de/nachhaltig-gut-leben

Manufakt
Dieser Baum steht für Erhaltung unserer natürlichen Lebensgrundlagen, umweltschonende Ressourcenverwendung und nachhaltige Herstellung.
Individuell und mit Liebe gemacht.